U0107387

国医大师张琪简介

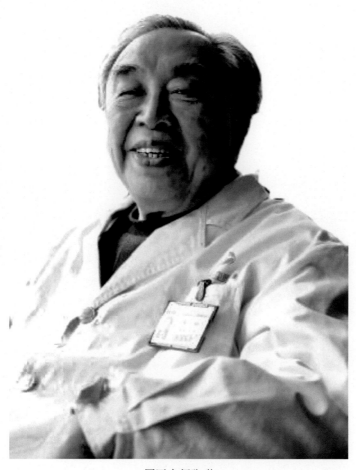

国医大师张琪

张琪，1922年出生，河北省乐亭县人，黑龙江省中医药科学院（黑龙江省中医医院）主任医师，研究员，黑龙江中医药大学教授，博士研究生导师。白求恩奖章、全国中医药杰出贡献奖获得者，中华中医药学会成就奖，中华中医药学会首届中医药传承特别贡献奖获得者。黑龙江省名老中医，首届龙江名医。国务院首批享受政府特殊津贴专家。首批全国老中医药专家学术经验继承工作指导老师。曾当选第五、六届全国人民代表大会代表，第七、八届黑龙江省政协常委、委员。

张琪教授精于仲景学说，对历代医家及中西汇通学派之学说兼收并蓄，对现代医学亦多探索。善于用辩证法思想指导临床用药，形成了师古不泥古、继承创新、独树一帜的学术风范。他临证首重经典，博采众家之长；证脉结合，以脉明理；内伤杂病，从五脏论治；疗肾病注意整体而以脾肾为要；辨治疑难，以气血为纲；倡导顾护脾胃观；复合病证，宜用大方复法；方类类方，择善而审机裁变；药法与病症相合，活用平奇毒猛、对药群药；养生防病，贵在守恒有节。

张琪教授临证擅治肾病及多种疑难重症，如心系、肺系、神经系疾病、肝病、风湿病等，均有其独到的治疗专长，尤在肾病的治疗研究方面尤具特色，先后总结出一整套独具特色、行之有效的理法方药。提出益气养阴清热利湿法治疗肾小球肾炎蛋白尿；益气养阴清热解毒利湿法治疗慢性泌尿系感染；益气滋阴凉血活血法治疗肾性血尿以及补脾肾泻湿浊解毒活血法治疗慢性肾衰竭氮质血症理论与经验，独具匠心。具有卓著的临床疗效，得到同行的高度认可，造福于人类。

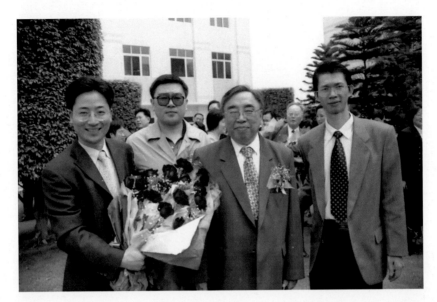

林启展（左一）、徐大基（右一）与张琪国医大师（右二）及其子张少麟（左二）合影留念

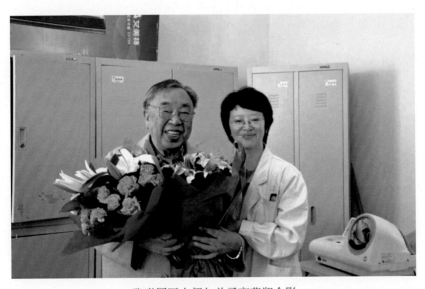

张琪国医大师与弟子高燕翔合影

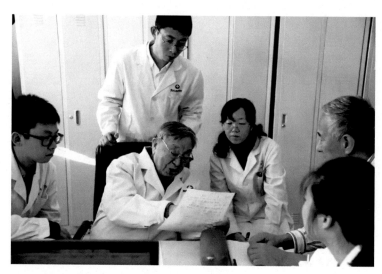

张琪国医大师临床带教

（左二：张琪教授；右三：李淑菊）

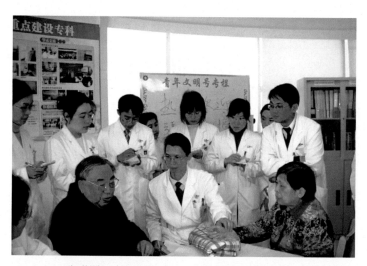

张琪国医大师在广东省中医院肾病科指导临床

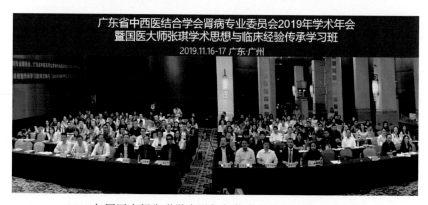

2019年国医大师张琪学术思想与临床经验传承学习班合影

国医大师临床研究

中华中医药学会 组织编写

张琪治肾验方解读

李淑菊
林启展 主编

科学出版社

北京

内 容 简 介

本书是关于张琪国医大师治疗肾脏疾病临床经验的专科著作。张琪教授是中医肾病临床实践的先驱，探索和积累了丰富的临床经验，为中医药事业作出了重要贡献。本书分四部分，第一部分介绍张琪的生平；第二部分系统地介绍张琪治疗肾病学术思想；第三部分是张琪治疗各种肾脏疾病最常用的 16 个经验方的溯源、解读，并附以验案，展示经验方的应用情景和效果；第四部分介绍复法合方治疗肾病的方法，展示其灵活应用经验方以应对复杂病证的技巧。本书的特点是以方剂为核心，深入浅出，易学易用，来源于临床，服务于临床。

本书可供广大中医师及中医药研究者在诊治肾脏疾病时参考使用。

本著作获得广东省中医院张琪学术经验传承工作室（E43712）项目资助、获得黑龙江省整理传承老中医药专家学术思想课题项目（C214-41）项目资助。

图书在版编目（CIP）数据

张琪治肾验方解读 / 林启展，李淑菊主编.—北京：科学出版社，2024.1
ISBN　978-7-03-078029-4

Ⅰ.①张…　Ⅱ.①林…　②李…　Ⅲ.①肾病（中医）-中医临床-经验-中国-现代Ⅳ.①R256.5

中国国家版本馆 CIP 数据核字（2024）第 005908 号

责任编辑：郭海燕　白会想 / 责任校对：张小霞
责任印制：赵　博 / 封面设计：黄华斌

科 学 出 版 社 出版
北京东黄城根北街 16 号
邮政编码：100717
http://www.sciencep.com
北京建宏印刷有限公司印刷
科学出版社发行　各地新华书店经销
*
2024 年 1 月第　一　版　开本：787×1092　1/16
2024 年 9 月第二次印刷　印张：8　插页：2
字数：195 000
定价：88.00 元
（如有印装质量问题，我社负责调换）

《张琪治肾验方解读》编委会

序

祖国医学是一个巨大的宝库，需要不断地挖掘整理行之有效的经验和规律，也需要不断地注入新的生命力，才能将中医发扬光大，造福于新时代。名老中医的学术思想及临证经验是中医学术的精华，有效整理、推广名老中医的经验是当今中医发展的重要环节。

张琪教授是享誉祖国南北的国医大师、中医泰斗，第一批享受国务院政府特殊津贴的专家和全国老中医药专家学术经验继承工作指导老师。他早在 20 世纪 60 年代就开始将肾病的治疗与研究作为主攻方向，总结出许多行之有效的治法，研制出相应的中成药制剂，形成了多项获得科技进步奖的成果，为中医药治疗肾病作出了重要贡献。张老对中医教育事业也付出了大量的心血，他曾指出，每一位年轻中医都要有一个明确的目标，就是要尽早成才。

此部《张琪治肾验方解读》是在张老的学术继承人林启展、李淑菊、徐大基、高燕翔、王立范等的组织和指导下用心整理、编写的专科著作。其书对于中医肾病专科医师比较实用，易懂易学；既有理论，亦有实例。第一部分介绍了张琪国医大师的生平，一代宗师的形成离不开特殊的时代背景、家庭文化，更离不开其坚韧不拔、孜孜不倦的品格，以及热爱医学、热爱中医的赤诚之心。这也是中医学者需要学习和秉承的。第二部分系统地介绍了张琪治疗肾病的学术思想，是张老众多弟子在长期跟师临证过程中潜心侍诊悟道、总结归纳出来的核心知识。第三部分是张琪教授治疗各种肾脏疾病最常用的 16 个经验方的溯源、解读，并附以张老的经典医案和弟子应用恩师经验方的验案各一，展示了经验方的应用情景和效果。第四部分相当于提高、升华，整理了张老应用复法合方治疗肾病的经验，进一步展示了将经验方灵活应用以应对复杂病证的技巧。

此书付梓之际，先行拜读初稿，感慨良多。2022 年政府工作报告已明确提出"加大中医药振兴发展支持力度"，这是我国传统医药焕发青春的机遇，也是传承和发扬传统中医药文化的重要机遇。此书的编撰理念恰是基于"既要传承，也要弘扬"的治学思想；一方面，将张老的学术思想和临床经验呈现出来，另一方面，将张老的经验付诸更广泛的救治病患的临床工作中。这符合中医学术传承和发展的要求，非常实用。故吾乐而为之序。

张佩青

2022 年 5 月

编 者 序

恩师张琪教授与我之间的师生情缘已 20 余载。2001 年，在国家中医药管理局及广东省政府领导、广东省中医院领导的见证下，我与同事徐大基一同拜师首届国医大师张琪教授，成为此生无可比拟之幸事。

跟师期间，除了我们跟随老师出门诊、查房，恩师还通过电话、信件、学术会议等方式为我们解惑，并且几度不远万里从黑龙江省来到广东省中医院进行疑难病例的示教指导。我们深深地体会到，有了一定的中医基础和临床实践之后再拜师学习，尤其是能得到名家的点拨，常常有一种"豁然开朗"的感觉，从而使自己的学识上升到一个较新的境界。

恩师就像一盏明灯，为我指明了方向。他的学术思想和临床经验弥足珍贵。恩师在《张琪临床经验荟萃》自序中写道："书中所录，皆源于实践，确有疗效者，方寄文书于笔端，医乃活人之道，予不自欺亦不欺人也。"他常用这句话教育我们，要求弟子们做到"求真"，坚持实事求是。在此后的临床实践中，我一直效仿导师的辨证思维和用药思路，只是结合岭南地区人群的特点和自己的一些灵感稍作调整，深感中医之奥秘。正是在恩师张琪教授的指导和影响之下，我的中医成才之路才比较顺遂，这些年来获得诸多荣誉，如"拔尖人才""岭南名医""青年名中医"等。在培养后学方面，我也不遗余力地将张琪教授的学术思想和临床经验传授给学生们，已培养研究生 40 余名。

2014 年，广东省中医院设立名中医药专家学术经验传承工作室建设项目，我被医院任命为张琪学术经验传承工作室的负责人，带领学术骨干进一步整理和挖掘恩师的宝贵经验。这期间我总是在思考，如何让后辈中医学子快速地掌握并应用张琪国医大师的临床经验，直至 2019 年 11 月 13 日惊闻恩师仙逝，我潸然泪下，悲痛至极，自责没有珍惜时光，趁着恩师年事虽高但精神爽朗之日多行探望并商讨、求教。悲痛之余，我与同门以及工作室骨干成员商讨后，决定将我们弟子应用张老经验方的实战经验进行整理，编撰成书。此书将张老治疗各种肾脏疾病最常用的 16 个经验方进行溯源、解读，上从古，下从今，并附以张老的经典医案和弟子应用张老经验方的验案各一，相互比对，加深理解；又整理了张老应用复法合方治疗慢性肾脏病的经验，是将经验方进一步灵活应用以应对复杂病证的展示。通过这种方式，相信可令读者领略到张老的中医知识之渊博，也可令读者对其遣方用药的思路有更清楚的认识，所谓"授人以渔"。

本书的编者为张琪教授的弟子及张琪学术经验传承工作室骨干成员，均对其学术思想和临床经验有着较深的理解和感悟，并且在自己的临床工作中也时常应用张老的学术经验，故有着深刻的体会。他们为编撰此书尽心尽力，反复数稿修改整理，现一并致以谢意。张老之学如高山仰止，尽管众编著者竭尽所能，终因水平有限，必定有不足之处，望读者不吝批评指正。

谨以此书作为感念师恩之寄托，亦望其能启迪后学，抛砖引玉，使中医肾病专科人才泉涌不竭，造福病患。

林启展
2022 年 5 月

目　录

第四部分 张琪运用复法合方经验

第一部分

国医大师张琪生平

张琪（1922～2019 年），河北省乐亭县人，主任医师，九三学社社员，中共党员。著名中医学家、中医临床家、中医教育家、中医肾病专家。首届国医大师，黑龙江省名老中医，首届龙江名医。历任黑龙江省祖国医药研究所（现黑龙江省中医药科学院）研究员、内科研究室主任、副所长、技术顾问，黑龙江中医药大学教授、博士研究生导师、博士后合作导师。

张琪教授一生载誉满满，他是首批享受国务院政府特殊津贴专家，首批全国老中医药专家学术经验继承工作指导老师，全国优秀中医临床人才培养项目优秀指导老师，中医大师传承人才培养项目特聘教授。白求恩奖章、全国中医药杰出贡献奖获得者，中华中医药学会成就奖及中华中医药学会首届中医药传承特别贡献奖获得者。中华中医药学会终身理事，中国中医科学院学术委员会委员，"荣誉首席研究员"，广东省中医院客座教授，同济大学特聘教授，浙江省名中医研究院特聘研究员，浙江省中医院学术顾问。国家中医药管理局中医药科学技术成果评审委员会委员，黑龙江省中医药专业高级职称评委会主任委员，黑龙江省中医药科技成果评委会主任委员，《中华现代中医学杂志》编辑委员会顾问，《中医杂志》、《新中医》编辑委员会委员、顾问，《黑龙江中医药》主编。九三学社黑龙江省委员会常委、顾问，曾当选第五、六届全国人民代表大会代表，政协黑龙江省第七、八届委员会常委、委员。

1922 年 12 月 31 日，张琪诞生在河北省乐亭县农村一户清贫的读书人家。因其 5 岁丧母，从小在祖父母身边长大。祖父张文兰精于医典，以教书行医为生，在乡间颇有声望。张琪幼习四书五经，文兰公对其疼爱有加，有意栽培孙儿继承衣钵，常常在油灯下教孙儿诵读医书。每当看到端坐在炕桌前的孙儿专心致志，过目成诵，祖父便满意地捋捋胡须，面露喜色，深情地说："宋朝的范仲淹先生有句名言'不为良相，便为良医'，人生在世，当不了治国的宰相，也要当个济世的良医啊！"这句名言深深地镌刻在张琪幼小的心里。受家庭熏染，张琪年少矢志岐黄之术，随祖父习医，习读中医经典，如《黄帝内经》、《伤寒论》、《金匮要略》、《温病条辨》等，为其日后的中医学习打下了坚实的基础。

1938 年，年仅 16 岁的张琪只身闯荡东北，由长春辗转至哈尔滨，在天育堂药店开始学徒生活。他蹬药碾子做药，拉药匣子抓药，还要侍候师父生活，冬天手脚冻得生了冻疮。劳累之余，胸怀大志的张琪留心记下坐堂先生给病人开具的药方，夜里别人睡了才敢偷偷起来，点上小油灯对着医书细细揣摩。他把攒下的钱都买了医书，坚持学习中医。

1941 年，黑龙江中医教育的开创者高仲山创办了"哈尔滨汉医学讲习会"，以汉医学研究会为依托，为中医进修提高、交流心得经验、磋商疑难问题提供了平台。张琪闻讯犹如久旱逢甘霖，立刻报名成为了第一批学员。在一年紧张充实的学习中，张琪了解到了西医解剖学、生理学、病理学与中医理论间的差异，体会到了众医家在《汉医学月刊》上的百家争鸣。他如饥似渴地汲取着医学知识，终于在 1942 年 6 月以优异的成绩顺利毕业。张琪在毕业当年即凭借扎实的理论基础和过硬的临床能力通过了汉医资格考试，取得了开业行医的资格证书，开始在哈尔滨天育堂附设的锺麟诊所行医。

哈尔滨解放后，中医从业者终于获得了工作和思想上的自由。1948 年，张琪经松江省（黑龙江省旧称）卫生行政部门考试，以第二名的优异成绩，获得了中医师证书。1951 年，东北人民政府卫生部王斌提出要改造中医，所有中医从业者进入哈尔滨市中医进修学校脱产学习西医课程一年。此次学习不仅没有动摇张琪在临证时秉承中医理论的决心，反而让他更加深入地思考中医学与现代医学间的关系、比较两者的优劣，进而形成了他精于辨证、中医辨证与西医辨病相结合的诊疗特点。

1951 年，为响应政府号召，张琪与赵麟阁、高瑞圃、周国卿四名中医组建了哈尔滨市联合诊所，与工厂建立医疗合同，专门为工人诊治疾病、解除病痛。那时他虽年轻，但医术精湛，医德高尚，深得业内外人士的赏识与信任。

1954 年，大批高水平中医大家齐聚冰城，成立了黑龙江中医药大学的前身黑龙江省中医进修学校。1955 年，张琪被调入执教，同时为哈尔滨医科大学及省中医进修班、西医学中医班等讲授伤寒论、金匮要略、温病学、诊断学等课程，从此踏上了培养中医后来人的道路，为中医人才培养付出了大量心血，为培养本省的中医骨干和黑龙江中医药大学首批师资力量作出了重要的贡献。

1957 年，张琪参与筹建黑龙江省祖国医药研究所，并任中医内科研究室主任。同年加入九三学社。1960 年 7 月，他光荣地加入中国共产党。作为该所的创始人之一，张琪的主要临床研究业绩、科研教学成果、中医理论造诣的升华以及获得的许多殊荣，都与这个研究所的发展与壮大紧密地联系在一起。1995 年，在他的带领下，黑龙江省祖国医药研究所被国家中医药管理局批准为全国五所中医肾病治疗中心之一。

20 世纪 60 年代初，刚过不惑之年的张琪就以深厚的医学功底、博学多识、善治疑难病著称，被誉为黑龙江省四大名医之一。他在胸痹、痹病、肝病、肾病、血液病、神志疾病等方面有着丰富的临床经验，许多疑难危重的病人经他治疗后转危为安。他经常被邀请参加省内疑难病中西医会诊，受邀为省委省政府有关领导诊病。1961 年，他受党中央和省领导委托，和哈尔滨医科大学的胸科专家傅世英教授一起，赴黑河为苏联阿穆尔州秘书长多布雷治好了心脏病。

当时许多人试图用西医理论来解释中医，把中医的脉学与西医的心血管系统机械地联系起来，丢失了中医脉学特色。张琪讲授诊断学课程时，深感有必要为脉学正言，遂于 1964 年撰写了《脉学刍议》一书。该书针对脉学中有关问题加以阐发，尤以仲景脉学为中心内容，主张言证必言脉，言脉必言证，揭示了脉学在中医临床辨证中的重要地位。张琪认为，中医八纲辨证不能用现代医学解释，亦不能用现代心血管理论来解释脉学。脉学虽有心血管方面的内容，但又不完全等同。对于现代疾病，脉学也很有诊断意义，如痛风见脉数，则为热象，应治以清热祛湿、活络除痛；甲型流感病毒所致的发热亦属温病，常见于素体阴虚之人，必见数脉。同时，经过多年临床实践，张琪认为，虽然诊脉在四诊中必不可少，但并非对所有疾病都有价值，有些病要舍脉从证，不可将脉学神化。但总的来看，脉诊不可缺。该书发行后在国内颇有影响，获得了高度评价（为此，黑龙江人民出版社于 1986 年再版发行）。这次脉学保卫战让张琪明白了著书立说、传承经验的重要性。

1967 年 7 月至 10 月间，他参加了农村医疗队，为农民防病治病。黑龙江省兰西县农村，听说从省城来了名医，十里八村的农民赶着车，骑着毛驴，用门板抬着病人来到张琪驻地。张琪不顾条件简陋，一一耐心地给乡亲们诊治，在缺医少药的农村，张琪的到来犹如及时雨，很多病人在他的精心调治下很快恢复了健康。

1976 年，他随黑龙江省卫生厅厅长下乡，在呼兰县举办的乡村医生学习班主讲《伤寒论》；他还奉卫生厅之命，组织人员编著了乡村医生普及读物《中草药》和《中医基础》，并由黑龙江人民出版社出版发行。

1978 年，全国科学大会召开，张琪作为凤毛麟角的中医界代表光荣出席，为中医科技事业再扬风帆。同年，任黑龙江省祖国医药研究所副所长的张琪当选为黑龙江省人民代表大会代表，并当选第五、六届全国人民代表大会代表。

1986 年，国家科学技术委员会和卫生部确定"七五"科学技术攻关计划，张琪关于"中医治疗劳淋（慢性肾盂肾炎）"的研究课题一举中标。国家中医药管理局领导还请他担任全国老中医经验研究 9 个课题组的组长："抢救名老中医包括您的经验，把它变成人民的财富，是一项刻不容缓的任务。名老中医里您最年轻，这课题组长的重担请不要推辞。"张琪毫不犹豫地接受此重任，代表北京、上海、四川、湖南等 9 家科研单位与国家有关部门签下合同。尔后，他行旅匆匆，到各地了解情况，督促进展，交流经验。经过 4 年多的艰苦努力，9 项课题全部按期出色完成。经同行专家评审，其总体研究均达到国内领先水平。他亲自主持完成的课题"中医药治疗劳淋的临床与实验研究"，获得国家中医药管理局科技进步奖二等奖。这期间，他作为黑龙江省中医学院的教授，要挤时间指导、审阅研究生的毕业论文，参加论文答辩；还要定期出专家门诊。此间，黑龙江人民出版社频频催他尽快完成 30 万字的《临床经验集》。如此之忙，他都能从容应对。他在《临床经验集》前言中写道："予自少年酷爱医学，遂遵'大医精诚'之训，悉心钻研医典，博览古今医著，在临床实践中亦兼采西医之长，期能尽医之天职，为人民群众服务，在医苑中微有建树。为洞悉医理，常苦苦思索，寻根溯源；为疗危难，常潜心研究，以求救验；为启迪后学，常精写教案，循循善诱。凡医理有所悟，临证有所得，教学有所长，辄援笔志之。日积月累，积稿渐丰，撰为是书，冀为同道抛砖引玉，为人民的健康事业献身。"这是一位良医的肺腑之言，也是张琪成功之路的真实写照。

进入 20 世纪 90 年代，古稀之年的张琪反而更忙。他坚持不懈地出专家门诊、查病房；承担科研课题，指导硕博士研究生；作为黑龙江省职改评委会中医药组组长、科技进步奖评委会主任委员，参加职称评定和奖项评审；应国家中医药管理局及有关部门的邀请，常为一些研讨班、培训班讲学。他更加关注中医药事业的前程，为振兴中医药事业奔走呼号，上书谏言，献计献策。

1990 年，正值国家机构改革时期，成立于 1986 年的国家中医药管理局很可能被撤销，中医工作要合并到卫生部去，中药工作要合并到医药局去。正在长春参加编写会的张琪、邓铁涛、方药中、何任、路志正、焦树德、步玉如与任继学八位全国著名中医药专家闻讯忧心不已，决定联合致信国家主席，恳切呼吁加强国家中医药管理局的职能。此次上书得到了党中央、国务院领导的高度重视。2 个月后，中共中央办公厅、国务院办公厅信访局回函答复，同意加强国家中医药管理局管理全国中医药工作职能等意见，并相继成立了省、市级中医药管理局。同年11 月，国家确定了全国 500 名老中医药专家带徒名单，张佩青、朱永志作为张琪的学术继承人，出席在北京人民大会堂召开的全国老中医药专家学术经验继承拜师大会。

1998 年，中央要在医疗机构中施行"抓大放小"政策，让很多中医院准备合并到综合医院，中医学院合并到西医学院，这意味着中医的地位日渐式微。8 月 11 日，张琪、邓铁涛、任继学、路志正、焦树德、巫君玉、颜德馨与裘沛然八位中医泰斗致信国务院总理，提出我国的医疗机构发展方面，"西医是壮年，中医是少年，抓大放小，中医就活不了"，同时也反映了当时中医药存在的一些问题。11 月 2 日，国家中医药管理局复函转达了国务院总理的批示，并对八老对中医药事业的关心和支持表示了感谢。最终，六个中医学院中，四个摆脱了合并入西医院校的命运。这第二次上书便是我国中医药发展史上著名的"八老上书"，再次对维护中医药地位、推动中医药事业的发展起到了积极的作用。

此间，他还先后出版了《张琪临证经验荟要》（获黑龙江省中医药科技进步奖二等奖）、《中国名老中医经验集萃》（任继学等名老中医合著，获北京市科技进步奖三等奖）、《张琪临床经验辑要》等专著。还先后应邀出访美国、日本，讲学、会诊，以传播中医药文化，进行学术交流。

进入21世纪，已是耄耋老人的张琪并没有停下一世为良医的脚步。2000年10月由他主持完成的"肝舒康冲剂治疗慢性乙型肝炎及肝纤维化的临床与基础研究"获黑龙江省科技进步奖二等奖；10月29日被广州中医药大学第二临床医学院即广东省中医院聘为客座教授。2001年4月20日应邀参加广东省中医院举行的拜师国家级名老中医仪式，配高徒徐大基、林启展两名；5月26日应邀出席中国（天津）首届中医药文化节，并为劳动模范义诊；10月28日出席在北京举行的"全国著名老中医邓铁涛学术思想研讨会"；11月5日应邀为在北京举行的全国名老中医临床经验高级讲习班授课。2002年1月19日，黑龙江中医药大学授予他"优秀博士研究生导师"荣誉称号；6月由他主持完成的"肾炎Ⅱ号水丸治疗IgA肾病血尿的进展研究"获黑龙江省科技进步奖三等奖，2004年6月获首届中国医师奖，全国只有4名中医获此殊荣。2008年11月，他被上海同济大学"中医大师传承班"聘为师承导师，并赴上海参加开班仪式、讲学。2009年，他又入选首届国医大师，这是新中国成立以来我国第一次在全国范围内评选国家级中医大师，是中医界最高荣誉称号。

已近鲐背之年的张琪虽屡获殊荣，硕果累累，但他淡泊名利，仍一如既往为中医药事业殚精竭虑、培养后学，多次在全国学术会议上进行学术讲座，为全国第四批师承项目学术继承人及上海同济大学中医大师传承人才培养计划学员传授学术经验，并为本院临床医生开设系列中医经典课程。2010年11月，国家中医药管理局授予成立"国医大师张琪传承工作室"。2011年1月"张琪学术思想及临证经验研究"项目获黑龙江省科技进步奖二等奖。2012年，广东省中医院高燕翔医师北上跟师，成为张琪学术继承人。2013年1月由张琪学术经验继承人张佩青组织编写的"国医大师临床研究：张琪临床医学丛书"共9册陆续出版。此后，张琪每年都在"国医大师张琪学术经验学习班"上毫无保留地向广大中医学子传授学术经验。

张琪始终坚守临床一线，95岁高龄时仍坚持每周出2次门诊。家人考虑其身体情况，劝他停诊，但他说只要头脑还清楚，还能活动就尽可能多看几个病人，多培养几个学生。鉴于张琪的卓越贡献，2017年2月中共黑龙江省委宣传部、黑龙江省卫生计生委牵头组织了全国首届国医大师张琪同志先进事迹集中采访活动。3月，黑龙江省直主要媒体、中央驻省新闻单位集中刊（播）首届国医大师张琪同志先进事迹。6月，"国医大师张琪传承工作室"获"卫生计生职业精神教育基地"称号。黑龙江省卫生计生委在全省卫生计生系统广泛开展向国医大师张琪同志学习的活动。6月24日黑龙江省中医药科学院建院60周年暨向国医大师张琪学习活动胜利召开，并成立了张琪事迹宣讲团。8月，张琪获全国卫生计生系统授予的"白求恩奖章"。11月21日由中共黑龙江省委宣传部、黑龙江省卫生计生委和黑龙江省中医药科学院联合组织拍摄的首届国医大师张琪纪录片《大国医》在黑龙江省电视台新闻频道播出。12月28日，张琪参加中央文明办、国家卫生计生委在哈尔滨举办的"中国好医生、中国好护士"现场交流活动，并被评为月度人物。

2018年5月3日，为弘扬以国医大师张琪为代表的医学大家的职业精神，发挥先进典型在社会主义核心价值观建设中的示范引领作用，由中共黑龙江省委宣传部、黑龙江省卫生计生委联合举办的首届国医大师张琪同志事迹首场报告会在哈尔滨和平邨宾馆和平会堂举行。5月4日、5月8日分别在大庆市、鹤岗市巡回报告。报告团成员包括张琪同志的女儿、学生、同事、患者等，他们的宣讲让与会者全方位了解了张琪同志的感人事迹，深刻领悟了他身上鞠躬尽瘁的敬业精神、大医精诚的医德医风、严谨笃学的治学态度、甘为人梯的大师风范。8月，张琪获黑龙江省首届"龙江名医"称号。这期间，张琪曾因急性胆囊炎、肺感染、心衰等病而中断出诊，但每次随着病情的好转都不顾家人朋友的劝阻而重回临床一线出诊。2019年9月17至18日国家卫健委宣传司在国医大师张琪传承工作室拍摄制作"共和国名医——我从医这70年"大型视频访谈节目，张琪教授接受采访，令中医后辈深受鼓舞。9月20日，张琪获"全国中医药杰出贡献奖"称号。

2019年11月13日上午9时35分，张琪教授因病医治无效逝世，享年98岁。他在逝世前5个月还在坚持出专家门诊，真正做到了大爱无私，一世为民，鞠躬尽瘁，死而后已！

（王立范 刘 娜 吴宸广 郑佳颖）

第二部分

张琪治疗肾病学术思想

张琪教授在临床、科研及教学第一线工作 77 年，精于仲景学说，对历代医家及中西汇通学派兼收并蓄，对现代医学亦多有探索，擅长治疗各种疑难病，如肾病、肝病、心病、脾胃病、痹证、神经精神疾病等，尤对慢性肾病的治疗独有特色。初探其治疗肾脏疾病的学术思想有脾肾论治辨其本、大方复法重疑难、活血化瘀用灵活、顾护脾胃重后天、病证结合增疗效、擅抓主证顾次证等。

第一节　脾肾论治辨其本

脾居中州，主运化水谷精微及水湿，升清阳。《素问·逆调论》云："肾者水脏，主津液。"《灵枢·本神》曰："肾藏精。"肾藏人身元阴、元阳，为水火之脏。"五脏之阴，非此不能滋；五脏之阳，非此不能生。""肾如薪火，脾如鼎釜。"李东垣曰："水为万物之源，土为万物之母，二脏安和，一身皆治，百疾不生。"肾阴、肾阳与脾之阴阳相互连接，肾中元阴元阳为脾阴阳之根。先天与后天相互资生，相互促进。若二脏不和，则百病丛生。张琪教授从中医学术理论体系入手，总结大量临床经验，认为肾病之水肿、蛋白尿、血尿与脾肾相关，其病机关键为脾肾功能失调，三焦气化失司，尤其是慢性肾病，脾肾阴阳失调贯穿疾病的始终，需从脾肾论治治其本。

一、从脾肾论治肾病水肿[1]

脾主运化水液，肾者水脏，主津液。《素问·经脉别论》谓："饮入于胃，游溢精气，上输于脾，脾气散精，上归于肺，通调水道，下输膀胱，水精四布，五精并行。"津液的生成与输布，主要由于脾的运化输布，肺的通调水道，肾的气化蒸腾和三焦的疏泄决渎，其中尤以脾的运化功能为人体气机升降的枢纽。如脾虚运化失调则精微不能输布，水湿不得运行而停蓄；肾司开阖，其开阖之功能端赖肾中阴阳之互济保持相对之平衡，若肾阳虚开阖失司则小便不利。水液代谢障碍，势必耗伤肾气，精微遗泄日久，更耗肾之阴阳。肾虚温煦滋养失职，脾气匮乏，脾虚化生不足，无力充养先天，二者相互为患，导致水肿发生。

（一）脾肾阳虚者，当温肾健脾

由于脾肾阳虚无力温运水湿，水湿内停泛溢肌肤形成水肿，谓为"阴水"。多见于慢性肾小球肾炎、肾病综合征，症见全身浮肿，腰以下肿甚，按之凹陷不易恢复或水肿反复发作，小便少，大便溏或溏而不爽，脘腹胀满，腰痛，畏寒肢冷，精神萎靡，面色晦暗或㿠白，舌体胖嫩滑润，舌质淡或边缘、舌下有瘀斑，脉沉细迟或沉涩。治疗以温肾健脾利水活血之剂，方用加味真武汤。

（二）肺热脾肾虚寒者，当清肺健脾温肾

肾病综合征、糖尿病肾病等疾病常见病机为肺、脾、肾三脏寒热交错功能失调，症见水肿（中度或轻度），小便不利，口干渴，胸腔或胃脘灼热，舌红苔燥，形寒肢冷，四肢困重，头昏沉，大便不实，腰膝酸痛沉重，下肢寒凉，脉沉。辨证为肺热、脾肾虚寒，上热下寒，寒热交错。方用花粉瞿麦汤清肺健脾温肾。

（三）湿热中阻者，当和中分消

脾气虚不能升清而湿浊中阻，胃气滞不能降浊而热瘀，形成虚中夹瘀，湿热中阻之证。临床多见周身水肿，以腹水为重，症见腹部膨满，腹水明显，小便不利，大便秘，五心烦热，恶心呕吐，胃脘胀满，口干食纳减少，舌质红苔白厚腻，舌体胖大，脉弦滑或弦数。当治以和中分消，方用东垣中满分消丸衍化之和中消胀饮，体现了东垣治脾胃用分消法之特色。

二、从脾肾论治蛋白尿

张琪教授认为蛋白是人体的精微物质，由脾运化之水谷精微与肾藏之精气化生。蛋白尿的生成，与脾肾两脏虚损密切相关。脾虚不能升清，谷气下流；脾失固涩，精微下注，所谓"中气不足，溲便为之变"；肾主封藏，受五脏六腑之精而藏之，若肾气亏虚，肾失封藏，肾气不固，精微下泄；另外湿毒内蕴，郁而生热，热为阳邪，性主开泄，肾受湿热熏灼而统摄功能失职，致精关开多合少，则使肾气不固而精气外泄，蛋白等精微物质随尿而下。

（一）脾胃虚弱者，当益气升阳

肾小球肾炎或肾病综合征、糖尿病肾病等水肿消退后，脾胃虚弱，清阳不升，湿邪留恋，症见体重倦怠，面色萎黄，饮食无味，口苦而干，肠鸣便溏，尿少，大量蛋白尿，血浆蛋白低，舌质淡，苔薄黄，脉弱。治以健脾益气升阳，方用升阳益胃汤加减。

（二）肾气不固者，当补肾摄精

肾气不足，固摄失司，精微外泄致肾小球肾炎蛋白尿、血尿日久不消失，表现为腰痛腰酸，倦怠乏力，头晕耳鸣，夜尿频多，尿清长，或遗精滑泄，舌质淡红，舌体胖，脉沉或无力。治以补肾固摄，方用参芪地黄汤加味。

三、从脾肾论治血尿

尿血《素问》称之为"溲血"、"溺血"。《金匮要略》曰："热在下焦者，则尿血。"

血液化生于脾，化精于肾，脉为血府。血液全赖五脏共同作用，才能循行于脉中，布散于全身。任何病因导致脏腑功能失调，血不循常道，均可致尿血。正如李用粹云："脾经湿热之邪，乘所胜而下传水府……或肾虚火动……或劳力伤脾……俱使热乘下焦，血随火溢。"

（一）肾阴虚内热者，当补肾益气清热

慢性肾小球肾炎、过敏性紫癜性肾炎、IgA 肾病肾阴亏耗，相火妄动，血不安谧而下溢，同时兼有气虚失于固摄之尿血日久不愈，症见腰痛，手足心热，神疲乏力，腰膝酸软，气短心悸，头晕耳鸣，尿黄赤，舌红少苔，脉细数或沉数，方用知柏地黄汤加党参、北芪等以补肾益气清热，凉血止血。

（二）肾虚热瘀者，当滋阴收敛止血

慢性肾小球肾炎、慢性肾盂肾炎、过敏性紫癜性肾炎以血尿为主者，病久耗伤肾阴，肾司二便，失于固摄，同时兼夹有内热瘀滞之证见尿涩痛时作时止，肉眼血尿或镜下血尿，头昏腰酸，倦怠乏力，五心烦热，舌红苔白少津，脉细数，治宜滋肾阴收敛固脱，辅以清热化滞。方用加味理血汤，补虚、育阴、固脱、清热、化瘀同用，对于尿血日久耗伤阴血，滑脱不止，兼有热邪瘀滞者用之甚效。

（三）肾阴虚气虚者，当补肾益气固摄

慢性肾小球肾炎、IgA 肾病以血尿为主者，病程日久不消、顽固不止，腰酸腿软，全身乏力，体倦神疲气弱，舌淡润，脉沉弱或沉细无力，证属于肾阴虚，兼气虚，血失统摄，肾虚失于封藏，滑脱不止，治以补肾益气固摄，方用益气补肾固摄合剂。

（四）脾虚失统者，当健脾益气

慢性肾脏病病程较久，导致耗伤正气，脾气亏虚，脾不统摄，血溢脉外，故出现尿血，长期站立则紫癜复现，伴有乏力、心悸、腹泻等脾虚脾不统血证，治以健脾益气、凉血止血为法，方用归脾汤加减。

四、从脾肾论治慢性肾衰竭

慢性肾衰竭由多种慢性肾脏疾病日久发展而来，其病机特点是以虚为主，虚实夹杂；病机的核心是脾肾两虚为本，湿浊瘀血内停为标；脾肾两虚贯穿其始终。诸如慢性肾衰竭病人临床上所出现的腰痛膝软、乏力贫血等，均由脾虚肾虚日久所致，此为慢性肾衰竭之本虚。而脾虚运化失司，水湿内停，肾虚气化不利，浊不得泄，升清降浊之功能紊乱，湿浊内蕴，日久必化为浊毒，湿浊毒邪内蕴，日久致血络瘀阻为患，临床出现脘闷纳呆、食少呕恶、少寐烦热、舌苔垢腻或舌紫瘀斑等症，此为本病之标实。因此，张琪教授提出治疗时当以健脾补肾为基本治疗大法，根据不同阶段正虚邪实的轻重不同，采用扶正与祛邪同治的方法。

（一）脾虚生湿者，当化湿醒脾

慢性肾衰竭若脾气衰败，则运化功能失调，水液不能正常分布，湿浊内生，弥漫于三焦，使升降逆乱，清浊混淆。临床出现恶心呕吐、胃脘胀满、口气秽臭、头昏沉、烦闷、舌苔白腻、脉缓等一系列表现，乃"脾为湿困"证候，必须以化湿醒脾以解除脾困为主治疗，方用平胃化湿汤。

（二）湿热蕴脾者，当清热化湿

湿邪蕴结日久则化热，或体内脾胃素热与湿热相互蕴结则脾胃运化受阻，形成湿热痰浊中阻，临床多见呕恶，脘腹胀满不欲饮食，口气秽有氨味，大便秘结或不爽，或兼肢体虚肿，舌苔厚腻稍黄少津，脉弦滑等。若伤阴者，方用加味甘露饮；若脾胃不和，湿热中阻，清浊混淆者，方用中满分消饮。

（三）脾胃虚弱者，当健脾和中

慢性肾衰竭主要病机之一为脾胃虚弱，水谷精微不能正常运化，气血生化乏源，而呈现贫血乏力等一系列脾胃虚弱诸症。脾胃功能之强弱与慢性肾衰竭的预后关系极为密切，因此补脾胃以益气血生化之源在治疗中占有十分重要的位置。常用六君子汤加当归、白芍，名为归芍六君汤以健脾养血和中。

（四）脾肾两虚者，当健脾补肾

"肾如薪水，脾如鼎釜"，脾肾相互资生。临床有一部分慢性肾衰竭患者出现倦怠乏力，腰膝酸痛，夜尿频多，腹胀，舌淡胖而有齿痕，苔白滑，脉沉细迟弱等，多由脾肾虚损所致，张琪教授常用脾肾双补方或加味参芪地黄汤。肾虚的本质是阴阳俱虚，故于补阳之时，需辅补阴之品，阳根于阴，使阳有所依附，并可借补阴药的滋润，制补阳药的温燥，以防伤阴；滋阴之时，需辅补阳之品，以阴根于阳，使阴有所化，并且借补阳药的温运，制补阴药的凝滞，使之滋而不腻，补而不伤阳。

五、从脾肾论治慢性尿路感染

尿路感染在临床上分为上、下尿路感染，分别以肾盂肾炎和膀胱炎为代表。肾盂肾炎和膀胱炎又有急性和慢性的不同。由于耐药性，以及部分患者临床症状不甚明显等原因，求治于中医者，多为病史较长，反复发作，经久不愈的慢性尿路感染患者，如慢性膀胱炎、慢性肾盂肾炎等，主要表现为小便频数涩痛，每因过劳、感寒、外感、情志刺激而发作，辨证属于中医"劳淋"范畴。《诸病源候论》云："劳淋者，谓劳伤肾气，而生热成淋也……劳倦即发也。"张琪教授通过临床观察，认为其病机关键在"劳"，劳乃正气虚也。劳淋之初多由于湿热毒邪蕴结下焦，致膀胱气化无力；或治不得法，或病重药轻，余邪不尽，停蓄下焦，日久暗耗气阴而致气阴两虚，此时脏腑功能减弱，正气虚弱，失于防御，正不胜邪，更因感冒、过劳、情志刺激等因素而诱发，使正气耗伤，邪气滞留。正虚邪留为其基本病机。其特点是本虚标实，虚实夹杂，病情反复，缠绵难愈。西药抗生素只能祛邪而不能扶正，邪气虽暂时祛除，但正气没有恢复，因过劳及着急、上火、生气、受凉则又复发。张琪教授根据劳淋的病机特点，分期分型辨证论治，扶正祛邪择时攻补。按正邪盛衰变化分为急发期、转化期和恢复期。急发期以祛邪为主，清热利湿为主要治法，而转化期和恢复期则以扶正为主，补益先天之肾精、后天之脾气则是扶正的基础。

（一）急发期——清热利湿为主

湿热下注膀胱是急发期的核心病机。典型表现为小便频数，灼热刺痛，尿色黄赤，或伴有小腹、腰部疼痛，口苦，舌红苔黄腻，脉滑数。此期以清热利湿为主要治法，常用加味八正散。张琪教授指出，部分病人同时合并邪客少阳、肝郁气滞，或肝胆湿热、阳明腑实等病机，亦应注意分而治之。

（二）转化期——健脾补肾与清热利湿并重

转化期虚实夹杂，是劳淋的主要阶段。此期正气耗伤而导致湿热之邪留滞是劳淋缠绵难愈的主要原因。此期若症见小便频数，尿道涩痛或不适，腰痛膝冷，畏寒，男子阴囊湿冷，女子白带量多清稀，尿色黄，舌苔白，脉沉，辨证为肾阳虚衰，膀胱湿热，治以温补肾阳，清热利湿解毒；若症见小便涩痛，灼热不甚，尿急尿频，腰酸痛，五心烦热，口干咽干，舌红无苔或少苔，脉细数或虚数，辨证则属肾阴不足，膀胱湿热，当治以滋补肾阴，清热利湿；若尿频尿急，尿道不适，尿色黄，腰酸痛，两腿软，全身乏力，舌质淡，脉沉，则辨证为肾阴阳两虚，膀胱湿热，治以补肾滋阴助阳，清利湿热。

（三）恢复期——健脾补肾为主，清热利湿为辅

当邪去正复，病人出现一派虚象时，即进入恢复期，此为调理阶段。应治以扶正固本，增强机体抗御病邪能力。此期的扶正治疗，对减少疾病的复发是十分必要的。根据临床表现分为两型。一为脾虚气陷，膀胱失约型：症见尿不尽，点滴而出，小便坠胀，迫注肛门，少气懒言，精神倦怠，舌苔白，脉弱无力，治以补中益气升阳，用补中益气汤加减。一为肾阳不足，膀胱气化失司型：劳淋病人湿热久羁伤阴，阴损及阳，加上长期过用苦寒克伐之品，导致肾阳亏虚，膀胱气化不利，阳气不能运化水湿，膀胱湿热未尽，故在淋证中伴有虚寒之象，症见小便频数，尿色清，尿有余沥，腰痛，四肢倦怠，舌质淡润，脉沉迟，张琪常将此类淋证辨为"寒淋"。治疗此类患者仅用清热解毒利湿药不仅无明显疗效，且常加重病情，故应以补肾温阳固涩治本为主，佐以清热解毒、利湿通淋。方用金匮肾气丸加暖肾阳之茴香、补骨脂，补肾强腰之杜仲、续断，佐以清热解毒利湿之黄柏、瞿麦、萹蓄、蒲公英、白花蛇舌草等治疗。

六、从脾肾论治过敏性紫癜性肾炎

过敏性紫癜是一种小血管炎，以皮肤紫癜、关节炎、腹痛、血尿为主要表现。本病属祖国医学"血证"、"发斑"、"葡萄疫"、"肌衄"等范畴。有的病人紫斑连成大片状外出于皮肤，甚至影响肾脏，出现血尿、蛋白尿，而成过敏性紫癜性肾炎。若大量蛋白尿经久不愈，或肉眼血尿反复发作，最终可导致慢性肾衰竭。古人将发斑或紫癜类疾病分为阴斑和阳斑两大类。此病大多数医家从阳斑论治，中药多用清热凉血祛风之剂。但是有的紫癜经久不愈，连续不断外出不止，色淡，舌润不燥，脉沉无力不数，无热象，只有乏力或腹泻倦怠，或心悸怔忡，或手足不温，或蛋白尿、血尿顽固不消，用清热凉血不仅无效反而加剧，考虑此属阴斑。阴斑，系肌肤表面出现的一种浅红色或淡紫色斑块。"阴斑"之名，首见于元·朱震亨《丹溪心法·斑疹》："阴证发斑，……此无根失守之火，聚于胸中，上独熏肺，传于皮肤，而为斑点。"病位多在脾肾，辨证多为虚证、寒证。其治法"只宜温中调胃，加以茴香、芍药，或以大建中之类，其火自下，斑自消退，可谓治本而不治标也。"脾统血，脾气虚，则血失统摄，血溢脉外，故皮肤出现大小不等的青紫色斑块，此起彼伏，缠绵不止，或血尿日久不去；肾藏精，肾气虚则失于固摄，精微外溢，致蛋白尿缠绵难去。属脾肾两虚者，多见心悸短气，或少寐倦怠，或便溏，或腰膝酸软，或手足不温，舌淡脉弱等，紫癜每于劳

累或过度思虑后发作，量少色淡。张琪教授常从脾肾论治，用归脾汤重用黄芪以益气固表，配以温肾药如巴戟、肉苁蓉等治疗往往有效，用后紫癜减少，继续用之紫癜不复出，病人全身有力，诸症悉除。

第二节　大方复法重疑难

大方复法属于我国传统医学七方之一，来源于《黄帝内经》。张仲景的《伤寒论》中记载一些针对寒热错杂的病机特点的复法立方，如柴胡加龙骨牡蛎汤、麻黄升麻汤、乌梅丸、风引汤、侯氏黑散、大黄䗪虫丸。这些复方药味多，补泻温清一体，表面看似杂乱无章，实际是医家对复杂病机独到的论治。

张琪教授认为慢性肾病病程日久大多病机错综复杂，病情多变，故虚实寒热夹杂、证候多变是慢性肾病缠绵难愈的主要原因。因此要辨明虚实之轻重、寒热之甚微、湿瘀之有无等，涉及多个病理环节，药味少难以兼顾，常用大方复法治疗，上下表里寒热虚实正邪兼顾，多法合治，药味多达二十几味，药味虽多而不乱，整体调整，使之阴阳平衡，达到药到病除。

张琪教授在大方复法的运用中也体现了"辨证法"思想，即在一个方中使用作用相反或性质对立的药物以应对其复杂的发病机制，如散与敛、寒与温并用，消与补兼施，气与血、阴与阳互补，扶正祛邪。多法合用也体现了张琪教授多元化的思想。如张琪教授[2]治疗慢性肾炎尿血病程日久耗伤肾阴者，因肾司二便，肾虚失于封藏固摄，肾阴虚虚火灼络，血溢脉外，精微外泄则有血尿、蛋白尿，用加味理血汤（乌贼骨、茜草、龙骨、牡蛎、白头翁、白芍、阿胶、山药、牡丹皮、知母、黄柏、血余炭、地榆炭、三七、赤石脂、儿茶、焦栀子、甘草），补肾、固脱、清热凉血、止血四法合用。方中龙骨、牡蛎、茜草、乌贼骨为固摄尿血之要药，收涩兼有开通之力；山药补肾健脾统摄补血；白芍酸寒敛阴；白头翁性寒凉而清肾脏之热且有收敛作用；赤石脂、儿茶、血余炭、地榆炭等皆具有收敛固涩止血之功效，而收涩固脱可减少蛋白精微的泄下，减少蛋白尿。再如进入尿毒症期，湿邪蕴结日久则化热，或体内脾胃素热与湿相互蕴结则脾胃运化受阻，形成湿热痰浊中阻，此时须化湿浊与苦寒泻热合用，方用化浊饮（醋炙大黄、黄芩、黄连、草果仁、藿香、苍术、紫苏、陈皮、半夏、生姜、茵陈、砂仁）。方中大黄、黄连、黄芩苦寒泻热药与砂仁、藿香、草果仁、苍术等辛香开散祛湿药共用，两类药相互调济，既不致苦寒伤胃，又无辛燥耗阴之弊，使湿浊毒热得以蠲除，体现了寒温并用的特点。

张琪教授运用大方复法治疗肾病，尤多用于治疗慢性肾衰竭。通过大量病例观察总结出慢性肾衰竭的病机，以脾肾两虚为本，因脾肾虚弱，功能失调，产生了水湿、湿热、血瘀、热毒等病理产物。治疗一方面要补肾健脾，调整脾肾功能；另一方面要祛湿、解毒、活血、化浊、清利湿热，因此，张琪教授创制补脾肾、化湿泄浊、解毒活血法，多元化、多靶点治疗慢性肾衰竭，补正不碍邪，祛邪不伤正。代表方有补脾肾泄浊汤（人参、白术、茯苓、菟丝子、熟地黄、淫羊藿、黄连、大黄、草果仁、半夏、桃仁、红花、丹参、赤芍、甘草），方中人参、茯苓、白术补气健脾，以熟地黄、菟丝子、淫羊藿补肾，脾肾同补；大黄、黄连、草果仁泻热化浊，桃仁、红花、丹参、赤芍活血之品共融一方，扶正祛邪，消补兼施，补得消则补而不滞，消得补则泄浊作用益彰。

第三节 活血化瘀用灵活

血瘀的病因有气虚、气滞、因寒、因热、痰湿、水蓄、风气的不同，临证时须随证求因，审因论治，予以益气活血、行气活血、温阳散寒活血、凉血活血、化痰除湿活血、逐水活血、养血祛风活血等治法，不可一味活血破血，否则不仅无益反为害。张琪教授善用活血化瘀法治疗五脏疾病及内科杂症，尤其在治疗肾系疾病时运用灵活，每收良效。现将其运用活血化瘀法治疗肾系疾病经验介绍如下：

一、泻热逐瘀法治疗急性肾小球肾炎

急性肾小球肾炎早期症见尿血色紫，或尿如酱油色，或镜下血尿，排尿涩痛不畅，小腹胀满，腰痛，便秘，或兼咽痛，扁桃体红肿，舌暗红或舌尖红少津，苔白燥，脉滑数有力，中医辨证多为热壅下焦，瘀热结滞，血不归经，张琪教授应用泻热逐瘀法治疗，自拟桃黄止血汤。药物组成：大黄、桃仁、小蓟、白茅根、生地黄、侧柏叶、山栀子、蒲黄、桂枝。其中，主药为桃仁、大黄。桃仁活血润燥，大黄除治阳明实热具有泻下作用外，又有通利小便、清热泻热、化瘀止血之功效，二药配伍泻热开结，热除则血止。此方乃根据桃核承气汤意，除大黄、桃仁泻热逐瘀外，桂枝温通以防寒凝；小蓟、侧柏叶、白茅根、生地黄、山栀子诸药凉血清热止血，合而为清热止血之有效剂。通过破瘀血以止血，乃通因通用之法。

二、活用活血化瘀法治疗慢性肾小球肾炎

在慢性肾炎病程中，瘀血既是病因又是病理产物，也是疾病发展演变的必然结果。"久病入络"，加之湿热内停，血行涩滞而成瘀血。瘀血又是水肿、蛋白尿及血尿加重的主要因素。张琪教授治疗慢性肾炎常用的活血化瘀药物有丹参、桃仁、红花、赤芍、当归、益母草、刘寄奴、三七、蒲黄、泽兰等。张琪教授主张审因辨治血瘀，必须活用活血化瘀药物才能取效、增效。气滞血瘀者多伴胸闷胁痛、善太息等肝气郁滞证，在活血祛瘀基础上，并选柴胡、枳壳、牛膝、砂仁等理气药配伍，相辅相成。气虚血瘀者常伴乏力、倦怠等症，仅用活血化瘀药则少效，须以补气为主，辅益气养血、活血之法，以桃仁、当归、鸡血藤养血活血，寓通于补。阳虚血瘀者在血瘀基础上伴畏寒肢冷、四肢不温、少腹冷痛、脉沉紧，以温经散寒之炮姜、小茴香、桂枝与活血祛瘀之当归、川芎、桃仁合用。

三、凉血化瘀法治疗 IgA 肾病之血尿

张琪教授认为 IgA 肾病血尿属于本虚标实的病症，肝肾阴虚或气阴两虚是其本，为导致 IgA 肾病血尿发病的内在因素；邪热瘀毒为其标，是促发 IgA 肾病血尿产生的外在原因，也是 IgA 肾病血尿的诱发及加重因素，与病情活动有关。在 IgA 肾病血尿形成及进展过程中，瘀血是主要病理产物，也是加重病情的重要因素。一是因虚致瘀：IgA 肾病血尿患者素体阴虚，阴亏水乏，相火偏盛，煎熬阴液，则血液凝聚，血行艰涩，留而为瘀；气虚运血无力，

血瘀不行，因之气阴两虚，由虚致瘀。二是邪热瘀血实邪致瘀：邪热耗津炼液，血液凝聚，瘀血内停，或感受湿热之邪阻碍气机，妨碍血行，留而为瘀；瘀阻脉络则血不循常道而外溢，致"瘀"、"溢"互为因果，加重病情，迁延难愈。

IgA 肾病血尿的发病中瘀血是病情加重不可忽视的因素，亦是病损加重的指征。出血之症，其出血必留瘀，瘀血不除则血难止。IgA 肾病血尿病程较长，"久病入络"，奠定了血尿瘀血产生的基础理论。张琪教授多年临床经验发现，诸多止血方法无效的情况下，改用活血止血方药，可取得良好效果，并指出无论实证、虚证，有离经之血必有瘀滞，如唐容川所说："离经之血，虽清血鲜血，亦是瘀血。"在分析病机确定治则时，必须注意瘀血问题，故用大黄、桃仁活血化瘀，本病微观的病理变化、肾小球系膜增生、硬化、肾小管萎缩及间质纤维化损害等，当属肾脏脉络中邪阻血瘀。辨病辨证相结合，治宜化瘀通络，以期瘀去而新生，使病损修复，血尿减轻，从根本上达到病情缓解和治愈。

张琪教授自拟清热解毒饮治疗邪热内壅，损伤血络，迫血妄行外溢之 IgA 肾病，症见发热咽痛或咽部红赤，扁桃体肿大，五心烦热，大便秘结或黏滞不爽，肉眼血尿或镜下血尿，蛋白（＋）～（＋＋）或（－），舌尖红，苔薄少津，脉滑数有力。方药组成：生地黄、玄参、黄芩、焦栀子、桃仁、大黄、金银花、连翘、白茅根、小蓟、侧柏叶、甘草。生地黄、玄参滋阴、清咽利膈，金银花、连翘、焦栀子、黄芩清热解毒，侧柏叶、白茅根、小蓟清热凉血止血，大黄、桃仁活血开瘀，甘草调和诸药，兼能清热。全方滋阴利咽，清热解毒，凉血止血，活血开瘀，四法合用相辅相成。张琪教授常将原方加入地锦草、荠菜。地锦草清热解毒，既能止血，又能活血，具有止血而不留瘀的优点；荠菜具有清热利水，凉血止血之功。

四、清热活血止血法治疗过敏性紫癜性肾炎

过敏性紫癜性肾炎以紫癜、血尿、浮肿等为主要临床表现，当属中医"肌衄"、"尿血"、"水肿"等疾病范畴。本病初起，多因毒热迫血妄行所致，应用清热解毒之品治疗；几经治疗，往往毒邪渐去，而血热搏结。或用药不当，致血热内瘀，舍于肾与膀胱，迫血妄行，损伤脉络而尿血。此时病人往往紫癜时隐时现，但尿血（肉眼血尿或镜下血尿）持续不解。血热内瘀，脉络损伤为其病理之机转。因此治疗当以清热利湿、活血止血法。常用大黄、桃仁、白花蛇舌草、小蓟、白茅根、焦栀、茜草、侧柏叶、蒲黄、生地黄、赤芍等药物，特别是大黄、桃仁泻热活血止血，必不可少。临床上，对于过敏性紫癜性肾炎凡正气未衰者，张琪教授喜用大黄与桃仁配伍，确有泻热开瘀止血之效，尤其是对屡用激素而有瘀热之象者，首选大黄、桃仁，常收到满意效果。但临证中有许多病例初期血热征象明显，经用清热凉血药物治疗后，热象渐退，此时用药切忌过于苦寒，张琪教授常在凉血止血药中酌加参、芪等益气之品，清补兼施，可明显提高疗效。

五、利水活血法治疗肾病综合征之水肿

水湿内停可以导致血行阻滞，血瘀亦可影响水液分布运行，"水阻则血不行，血不利则为水"。水与血相互影响，相互瘀结。肾病综合征长期浮肿久治不愈，必见瘀血阻滞征象，症见长期浮肿久治不消，面色晦暗，腰痛如刺且有定处，舌质紫暗或见瘀斑，脉细涩。其主

要病机是病久入络，瘀血阻滞，气化不利，水湿内停。治宜化瘀利水。此时若单纯祛瘀，则因蓄水不除，使血行阻滞，终致瘀血难消。单纯利水则会因瘀血障碍，津液敷布及排泄受阻，使水瘀互阻而加重。故必两者兼顾，方能达到瘀水并除之目的。方用坤芍利水汤：益母草、赤芍、茯苓、泽泻、桃仁、红花、白花蛇舌草、萹蓄、瞿麦、甘草。若高度水肿，临床表现腹部膨隆，腹壁静脉曲张，小便不利，大便不通，脉沉滑有力，舌紫，手足热之水蓄血瘀证者，审其体质尚可，形气俱实者用大黄甘遂汤加味：大黄、甘遂、茯苓、泽泻、猪苓、川连、黄芩、白术、桃仁、槟榔、二丑各 20g（砸）。其中大黄破瘀，甘遂逐水，伍以白术、茯苓等益气健脾，攻补兼施，一般观察初服大便稍通，泄少量水，小便微增，继服则大便增，日数次，所下皆水样便，小便亦随之增加，连服药数剂肿胀消，可及时停药，中病即止，防其伤正。临床应用时辨证属于实热血瘀与水饮互结者方可用，否则不宜轻用。

六、补肾活血法论治糖尿病肾病

糖尿病肾病病变常夹瘀血，症见蛋白尿、浮肿日久不消，腰痛如折，皮肤瘀斑，舌紫暗，脉涩结代。张琪教授认为，瘀血不仅是糖尿病肾病的主要病理基础，而且贯穿糖尿病肾病的始终。糖尿病肾病病程冗长，"久病入络"，气滞血瘀，"久病多瘀"。此外，肾失开合，清浊不分，湿浊内壅或湿毒伤络，血行不畅，故而成瘀；湿浊郁而化热，"血受热则煎熬成块"。加之热灼津液，耗伤营血，以致血中津少，质黏而稠，运缓而成瘀。瘀阻肾络，精气不能畅流，壅而外溢，常使蛋白尿顽固难消。瘀血内阻，经脉不利，则见舌质紫暗或瘀斑，舌下静脉曲张，脉涩沉迟等。"瘀血化水，亦发水肿，是血瘀而兼水也"。水与血相互影响，水瘀互结，是糖尿病肾病各期典型特征。瘀血阻络，新血不生，无以营养脏腑经络，进一步导致脾肾固摄无权，气化不利，常见水肿、腰痛、高血压等症。糖尿病肾病晚期病人，瘀血征象更加明显，出现面色黧黑，肌肤甲错，皮肤瘀斑，甚则"颈脉动"、"腹筋起"及出血等症。临床上见不同阶段的糖尿病肾病患者都有血液流变学异常及微循环的障碍，其轻重程度常随病情的加重而表现得更加明显。因此，血瘀一直贯穿糖尿病肾病发生、发展的全过程。

因本病为本虚标实之证，病位在肾，正盛则邪去，故补益肾气、活血化瘀是本病的主要治法。常用活血药物为桃仁、红花、丹参、赤芍。伴肾阴虚者，加熟地黄、山茱萸、枸杞子、五味子、菟丝子；若阳气衰微则见心悸、浮肿、肢厥、舌紫暗、脉微欲绝等症，治宜温阳活血，常用附子汤加丹参、桃仁、红花等。糖尿病肾病晚期湿浊蕴毒，瘀血阻滞，临床表现为恶心、呕吐、心烦、头痛、皮肤瘙痒、舌红、脉滑等，用解毒活血汤加醋炙大黄，通腑泻热祛瘀，使毒素浊邪从肠道排出；水血互结，则需瘀水并除，常用大黄、水蛭合党参、白术、茯苓，攻补兼施，使瘀消水泄，则诸症解除。

七、解毒活血法辨治急性肾衰竭

急性肾功能不全，由湿热毒邪入于血分，血络瘀阻为主，病人症见头痛，心烦少寐，五心烦热，搅闹不宁，恶心呕吐，舌紫少苔，脉弦数等表现，为血瘀兼热毒证，宜用清热解毒活血化瘀法治疗。根据张琪教授数十年经验，以王清任《医林改错》之解毒活血汤为最佳基础方，由连翘、葛根、柴胡、当归、生地黄、赤芍、桃仁、红花、枳壳、甘草组成。原方主治"瘟毒烧炼，气血凝结，上吐下泻"，张琪教授认为其与本证虽病因相异，但病机相同，故以此方加味治疗，大多有效。本方病机重点在于毒邪壅滞、气血凝结，辨证要点在于舌紫无苔或舌有瘀斑，舌质紫暗等。方中连翘、葛根、柴胡、甘草清热解毒；生地黄养阴清热凉血；当归、赤芍、桃仁、红花活血祛瘀；在解毒活血汤基础上加牡丹皮、焦栀以清血中之热；大黄解毒化浊；藕节收敛止血；佐以枳壳理气，以助活血之力。全方共奏清热解毒、活血泄浊、凉血止血之功。

八、活血化瘀法贯穿慢性肾衰竭治疗的始终

瘀血是慢性肾衰竭的病机之一。慢性肾衰竭日久，肾气亏虚，气虚无力行血，导致血行缓慢，可形成瘀血。肾虚不能泄浊，脾失健运，导致水湿内停，气机不畅，不能推动血行，导致血脉凝涩。肾病日久，阳气不足，阴寒内生，失于温煦，血行缓慢而为瘀。此外，各种病因导致肾的开阖不利，秽浊不得外泄，积留体内，亦可蕴积为瘀血。血瘀证是慢性肾衰竭常见的证候。血瘀证在慢性肾衰竭的初期表现不明显，随着病情的发展，久病入络，或毒邪入侵血分，血络瘀阻，许多患者表现有瘀血的征象，症见头痛少寐，五心烦热，搅闹不宁，恶心呕吐，舌紫少苔或舌有瘀斑，舌下静脉紫暗，面色青晦不泽，脉涩或沉弦等。肾病日久，由气及血，瘀血内停，逐渐出现皮肤瘀点或瘀斑，舌体青紫或有瘀点瘀斑，面色黧黑，肌肤甲错，脉涩、沉迟等临床表现。在临床观察中发现，有些病例即使没有瘀血的体征，在治疗过程中，加入活血化瘀之品，其疗效可提高，这也说明血瘀证不仅多见，而且贯穿慢性肾衰竭的全过程。

基于以上理论，活血化瘀法贯穿于慢性肾衰竭治疗的始终，临床常用红花、当归、桃仁、赤芍、牡丹皮等活血化瘀药物。常用治疗慢性肾衰竭的活血化瘀法有补脾肾活血化瘀法、活血化瘀解毒法、活血化瘀通腑法、活血化瘀化浊法、活血化瘀养血生血法。

（一）补脾肾活血化瘀法

肾脏疾病迁延日久，由肾及脾、脾肾俱虚发展而来。虽然有瘀血的征象，但此时正气已虚，临床可见脾肾之虚象，如腰膝酸软、畏寒肢冷、脘腹胀满、乏力倦怠、不思饮食、腹泻、舌淡苔白腻、脉沉弱等，治宜活血化瘀与补益脾肾同用，常在活血化瘀的同时加入补益脾肾的药物，临床常用黄芪、人参、白术、茯苓补益脾气；菟丝子、枸杞子、熟地黄、山药、山茱萸、淫羊藿、巴戟天等药物调理肾阴阳之偏颇以补肾气，并根据正虚邪实之轻重，酌情加减。

（二）活血化瘀解毒法

"毒"是慢性肾衰竭常见的病理产物之一，慢性肾衰竭的患者，若肾气极虚，浊阴不降，同时粪便等糟粕在体内停留的时间过长，浊阴、糟粕郁而为"毒"，患者在瘀血征象的同时可见身倦欲睡、恶心、呕吐、口中有氨味、腹胀便秘等表现，此时在活血化瘀的同时加入连翘、黄连、蒲公英、大黄、半夏、黄连等解毒之品，尤以大黄通腑泄浊、活血逐瘀，使毒邪外泄，保持内环境相对稳定，保护肾功能，延缓肾衰竭进展。解毒活血汤原方"治瘟毒吐泻转筋"。王氏谓"瘟毒烧炼，气血凝结"，不用芩连寒凉壅遏，不用姜附辛热灼血，"唯用解

毒活血汤治之，活其血，解其毒，未有不一药而愈者"。张琪教授治急性肾衰竭，用此方加大黄，疗效颇佳。慢性肾功能不全氮质血症，临床出现恶心、呕吐、心烦头痛、皮肤瘙痒、舌干脉滑等消化系统和神经系统症状，用解毒活血汤加醋炙大黄通腑泄浊，使尿毒素从肠道排出，亦颇有效。用此方后尿素氮、肌酐下降，病情获得缓解。

（三）活血化瘀通腑法

慢性肾衰竭患者，由于病久肾气亏虚，肾司二便的功能障碍，多见大便干结，体内浊邪不能及时随二便排出体外，症见脘腹胀满、恶心、呕吐、口中有氨味、食少纳呆等临床表现，此时活血化瘀与通腑泄浊法配合运用，加入大黄、芒硝、枳实、厚朴等行气通腑药物，使毒邪瘀浊从大便排泄而出，就是临床常用的"去宛陈莝"之法。大黄是活血化瘀通腑法常用药物之一，大黄可通腑泄浊、清热解毒、导滞破瘀，为活血化瘀降泄浊毒的要药。

（四）活血化瘀化浊法

慢性肾衰竭患者多为脾肾俱虚，不能正常运化、蒸腾水液，导致水湿内停；瘀血也影响水液的正常代谢，使湿浊内生，弥漫于三焦，湿浊可进一步损伤脾胃，使清气不升，浊气不降，患者除出现痞满、恶心、呕吐外，多伴有便秘、呕吐、口中异味、舌苔白腻或黄腻等临床表现，临证在活血化痰的同时，必须加入化湿之品，常用药为草果仁、苍术、砂仁、陈皮、藿香等芳香化湿之品，祛除湿邪；同时还可加入茯苓、白术、薏苡仁、猪苓等健脾除湿之药，若湿邪蕴结日久化热，此时须化湿浊与苦寒泻热合用，加入茵陈、黄连、黄芩等清热药物。

（五）活血化瘀养血生血法

慢性肾衰竭患者久病气虚阴阳俱虚，瘀血阻滞脉络，引起新血化生障碍，加重血虚，此时气血亏虚与瘀血并存。临证可运用丹参、益母草、红花、牡丹皮等活血化瘀药物，在祛瘀生新的同时给予养血生血之品，如当归、何首乌、阿胶等，共奏活血养血之效。

第四节　顾护脾胃重后天

张琪教授重视顾护脾胃的理论，其起源于《黄帝内经》。《素问·平人气象论》："人无胃气曰逆，逆者死。"脾胃为后天之本，为气血生化之源，为人体气机升降之枢纽。胃为水谷之海，脏腑经络之根，五脏六腑皆禀气于胃。从理论上阐释了脾胃正常发挥生理功能于人体健康至关重要。因此，张琪教授临证中，非常注重对脾胃病的治疗与脾胃调护。

一、精于辨证，善调脾胃

张琪教授临证重视辨证论治，辨证必求于本，本于八纲，本于脏腑，不论疾病如何复杂或如何简单，都要辨清阴阳、表里、寒热、虚实以明确病性；辨清脏腑，找到病位，强调脏腑辨证。张琪教授临证常问大便及饮食情况，若有脾胃不和，则先调脾胃。

张琪教授[3]善从脾胃着手调治肾脏疾病，如对于肾小球肾炎或肾病综合征水肿消退后，当患者表现体倦乏力，头沉昏蒙，面色萎黄，口苦咽干，大便稀溏或黏滞不畅，纳呆泛恶，舌淡，苔白或黄腻，脉细无力时，辨证以脾胃虚弱，清阳不升，湿邪留恋为主要病机特点，临证常以东垣之升阳益胃汤化裁。药物组成：黄芪、党参、白术、黄连、半夏、陈皮、茯苓、泽泻、防风、羌活、独活、白芍、生姜、红枣、甘草。再如顽固性蛋白尿或无证可辨之蛋白尿常以东垣之升阳益胃汤治疗，临床上常常效如桴鼓。

张琪教授治疗慢性肾衰竭，也注重调理脾胃。因慢性肾衰竭时，脾的运化功能失常，常由湿毒化热致胃阴亏耗，不能下行降浊，使脾胃不和，运化受阻，升降失常，而出现脾湿胃阴亏耗、湿热不得运行之症，如口干，呕恶，不欲食，口中氨味，脘腹痞闷不舒、胀满，便秘或黏滞不爽，全身乏力，面色萎黄，舌质红，苔腻，脉沉滑。此时不宜用甘寒药，防其有碍脾之运化。喜用养胃阴、清胃热、芳香化湿法，方用加味甘露饮：生地黄、茵陈、黄芩、枳壳、枇杷叶、石斛、天冬、麦冬、麦芽、佛手、草果仁、砂仁。水煎服。

二、遣方用药，顾护脾胃

张琪教授认为，无论新病久疾，胃气盛衰关乎治疗之效。医圣张仲景早有"安谷则昌，绝谷则亡"之诫，脾胃不健，谷气不充，脏腑不荣，病不能愈。而内服之药，必先经由胃之受纳，脾之运化及转输，方达患病之所。然"胃气一败，百药难施"，若脾胃气弱，虽良药而无力纳受，或胀痛拒之，或逆而吐之，或下而泄之，药力难行，病不能治。大凡治脾胃之疾，当用健脾行气之法。然而纵使治疗他脏杂疾，以纠正其脾胃气衰之胀满纳差、呕恶泄泻等症为先，旨在保证脾胃维持正常生理功能，使脾气健运、胃气旺盛，运畅气机，纳受如常，则食无不消，谷无不化，药食得运，正气得资，脏腑得助。张琪教授诊病时，不论主治何病，不分男女老幼，皆先问其饮食、脘腹及二便等情况，以探其脾胃之气的盛衰。在辨证精准的前提下，不论五脏六腑、寒热虚实、表里阴阳，先调脾胃，以确保药食正常纳运。

张琪教授治疗内科疾病时，如兼见脾胃虚羸表现，若症状不重，不足以影响对主证治疗，则常于方中稍入健脾行气之品，小剂轻投，以缓解脾胃不适症状；但若症状较重，影响进食或服药，则宜先设专药专方，以纠正脾胃功能、顾护胃气为先。五脏六腑皆禀赋于中焦脾胃，脾胃一虚，诸脏皆无生气，此时宜先用中药调理脾胃，使胃纳脾运的功能得以恢复，以后天补先天，促进脾肾功能的恢复，而且脾胃功能正常，能够更充分地发挥药效，同时又可以减轻所服用的其他诸多药物对胃肠道的毒副作用。

如肾功能衰竭患者中有一部分尿毒症患者由于种种原因未能进行透析或透析不充分，使得尿毒症之胃肠道症状表现较为明显，常有脘腹胀满、食纳不佳等表现。张琪教授认为，此病虽本于肾，然诚如清代叶天士所言"上下交阻，当治其中"，若呕吐明显者治疗以辛开苦降，重镇降逆止呕为急，常用半夏泻心汤合旋覆代赭汤治疗。若临床表现呈胃脘胀满疼痛，消化不良，大便溏，食少纳呆，四肢乏力，短气倦怠，舌润口和，或舌淡苔白润，脉沉弱等，辨证为脾胃气虚，常以益气健脾为主，往往治疗主证同时合用四君子汤、六君子汤等方药。张琪教授认为慢性肾衰竭的早期，多兼见脾气虚弱的表现，因此常合上方以补中益气，健脾以和胃，使正气来复，胃能纳食，从而提高疗效，促进康复。并适当佐以陈皮、木香等理气药，使补而不滞。再如治疗慢性肾衰竭以贫血表现为主者，张琪教授临证多用归芍六君子汤治疗此病，方用人参、白术、茯苓、甘草、法半夏、陈皮、白芍、当归，随证加减。六君子汤气味较中和，但略偏于燥，且重于健脾益气，加当归、白芍一则可以调剂六君子汤之偏燥，二则辅助六君子汤益气生血之力以补血，使补血补气并重，脾胃得以调动，进食增加，营血化源得复，体现了张琪教授善用"欲求阴阳和者，必求之于中气"之意，临床颇见效验。

第五节　病证结合增疗效

张琪教授认为[4]，"证"是认识疾病治疗疾病的主要依据，理、法、方、药基本上是以证为基础的。中医重视辨证，辨证就是通过外部现象而寻求其内在本质的方法。重视证的同时也不忽视病，就是说既着眼于证，又着眼于病。在辨病的基础上进行辨证，辨病与辨证相结合，取长补短，相得益彰，增加疗效。

张琪教授认为，病证结合的病，既包括中医学的病，又包括现代医学的病。慢性肾衰竭中医学病名主要有关格、虚劳、腰痛等，同是关格病，但表现出来的证却有湿热内蕴证或湿毒入血证等不同，"证"是治疗疾病的主要依据，理法方药基本上是以证为基础的。但一味强调证而不辨病也是不全面的，中医学虽有同病异治、异病同治，以证为主的特点，但是这种共性是有一定范围的，如外感温病的湿热与内伤杂病的湿热病机虽相同，立法用药却不尽相同。因此，证必须与病相结合，才能全面反映疾病的规律。张琪教授认为，现代中西医结合提出辨病与辨证相结合，即先进行现代医学诊断，再进行中医学辨证，辨证分型建立在辨病基础之上，也能弥补中医学辨证的不足。例如，慢性肾衰竭辨证为脾肾两虚、湿毒瘀血证就是病与证结合的体现，是把现代医学的病与中医学的证结合起来，现代医学病名诊断与中医学辨证结合的诊病模式，这种病证结合的模式不是西化，而是要将现代医学的一些检查阳性体征及实验结果纳入中医学的辨证之中，既有利于疾病的早期发现和早期诊断，也有利于拓展临床思路，甚至能在一些疾病无"证"可辨的情况下，通过现代医学的检查手段发现阳性体征而为中医学辨证提供依据。如能很好地发挥两者之长，将会大大提高中医药诊治疾病的疗效。但此种意义上的辨证与辨病相结合，绝非抛开中医学理论辨证论治，按现代医学的诊断去应用中药，而是中医学、现代医学的有机结合，不是混合，是取长补短，相得益彰。

一、以辨证为主结合辨病

张琪教授[5]临床对慢性肾衰竭常常进行分期辨治，即按现代医学对慢性肾衰竭的不同分期进行辨证治疗，这种分期辨治方法也是病证结合的一种模式。在慢性肾衰竭代偿期，临床上多表现为腰酸腰痛、乏力倦怠、夜尿频多等脾肾两虚证。此期重在恢复正气、扶正祛邪，以补脾益肾为主，常用脾肾双补法。在失代偿期及肾功能衰竭期，临床呈现倦怠乏力，腰膝酸软，腹胀呕恶，口中秽味，或舌淡紫苔厚，脉沉滑或沉缓等，辨证属脾肾两虚，阴阳俱伤，湿毒潴留，虚实夹杂。治应补泻兼施，正邪兼顾，以补脾肾、泄湿浊、解毒活血为法。尿毒症期，临床出现恶心呕吐、胃脘胀满、口气秽臭、头痛烦闷等湿浊瘀毒壅盛的表现，应以祛邪为急，常用化浊泻热法及清热解毒活血化瘀法。慢性肾脏病病程长，"久病入络"，以及湿热内停，血行涩滞而成瘀血。瘀血的形成是加重水肿、蛋白尿及血尿的主要因素。因此，瘀血作为慢性肾炎的一个重要因素，既是病因又是病理产物，所以治疗上必须灵活运用活血化瘀药物才能取效、增效。张琪教授在慢性肾炎的治疗中常用的活血化瘀药物有丹参、桃仁、红花、赤芍、当归、益母草、刘寄奴、三七、蒲黄、泽兰等。现代研究也已证实，活血化瘀中药可改善肾实质血液流变学改变，改善患者血液高凝状态，延缓病情发展。

二、针对原发病辨证

张琪教授认为，随着医学科学的发展，把现代医学的各种理化指标纳入中医学辨证论治中来已是必然趋势。临床针对慢性肾脏病原发疾病辨病用药，有助于提高疗效。如对糖尿病肾病的治疗，张琪教授认为，因在血液流变学异常和微循环障碍方面相对较重，活血化瘀药力应加重，如加用桃仁、红花、丹参、川芎、水蛭等。高血糖者多选用熟地黄、山药、天花粉等药物辅助降糖。良性肾小动脉硬化的治法以补肾活血法为主。乙肝病毒相关性肾病治以清热解毒、柔肝疏肝、健脾益肾为大法，加大剂清热解毒之品，辨病与辨证相结合，用白花蛇舌草、大青叶、柴胡、白芍、败酱草、五味子、白术、茯苓、虎杖、党参、山药、板蓝根等。五味子、大青叶、板蓝根、败酱草、虎杖等为根据现代药理学研究成果辨病使用，解毒降低转氨酶；并加用茵陈扩张胆管、促进胆汁排泄、降低胆红素、降酶等，辨病与辨证相结合。高血压的患者用自拟高血压方：代赭石、生龙骨、生牡蛎、石决明、钩藤、玄参、菊花、枸杞子、怀牛膝等平肝潜阳。尿酸性肾病治以清热利湿、活血通络为法，加土茯苓、萆薢、丝瓜络、车前子。现代药理研究表明，土茯苓、萆薢、丝瓜络、车前子增加尿酸排泄，具有降低尿酸的作用。如慢性肾炎病人水肿消退后无明显症状，唯蛋白尿日久不消，故必须对蛋白尿辨证施治。根据临床经验，气阴两虚兼有湿热；肾气不足，固摄失司，精微外泄；湿热毒邪蕴结下焦，精微外泄均是导致尿蛋白的常见病因，故按照辨病和中医辨治经验治疗。

第六节　擅抓主证顾次证

张琪教授认为，辨证要以辨证法思想为指导，临证一定要辨证准确，方能有疗效。"有诸内者，必形诸外"，司内揣外。主证反映了疾病的本质，辨证的实质主要就是识别主证，只有准确地识别主证，才能了解和掌握疾病的发生、发展和变化的规律，制定切合病情的治疗方案。因此，针对主证的恰当治疗，是能否取得疗效的关键，解决了主证，某些次证、兼证就可以迎刃而解。

张琪教授还指出[6]：医者必须抓住主证，但当某些次证、兼证较明显，较重，使主证发生变化，影响主证的治疗时，抓主证的同时，还必须兼顾次证、兼证。主证、次证兼顾的治疗，也是为了更好地治疗主证。无论是单纯抓主证，还是兼顾次证、兼证，均应根据具体病情来确定，如此辨证治疗才能收到事半功倍之效。任何证候都不是一成不变的，主证也可能随疾病的发展变化而改变，因此，临证应随着证候的不断转化，随机抓住主证，确定治则治法，方能虽变不乱，直中肯綮。再有现象从反面反映病的本质构成假象，如"格阴"、"格阳"和"假虚"、"假实"之证，用辨证法的观点来阐明辨证，抓主证舍次证，舍假从真。在错综复杂扑索迷离的证候中，必须认清真伪，抛弃非本质部分，抓住疾病的实质，达到辨证准确，论治中肯。如张琪教授临诊遇到恶心呕吐、难以进食的慢性肾衰竭尿毒症期患者，此时暂不考虑血肌酐的水平，治疗以止呕为主，辛开苦降、重镇降逆止呕为急，常用半夏泻心汤合旋覆代赭汤治疗，重用代赭石30g，嘱患者少量频饮。如肾病综合征患者出现重度水肿时抓住水肿主证给予辨证治疗，待肿消后治疗蛋白尿。

（李淑菊　王　悦　张　彤　田　锋　金春花）

参 考 文 献

[1] 张佩青，李淑菊.张琪肾病论治精选［M］.北京：科学出版社，2014：25-29.

[2] 王今朝，张佩青，李淑菊.张琪教授运用大方复治法治疗慢性肾脏病的经验浅析[J].中医药信息，2007，24（5）：38-39.

[3] 李淑菊，张琪.国医大师张琪教授治疗肾病注重调脾胃的学术思想[J].中国中西医结合肾病杂志，2015，16（9）：756-757.

[4] 张琪.张琪临证经验荟要［M］.北京：中国中医药出版社，1992：19-20.

[5] 张佩青，李淑菊，王今朝.张琪教授病证结合治疗慢性肾衰竭经验撷菁［J］.新中医，2011，43（8）：171-173.

[6] 李淑菊，张佩青，王今朝.张琪临证抓主证的经验分析［J］.辽宁中医杂志，2007，34（9）：1199-1200.

第三部分

张琪治肾验方

第一节　加味解毒活血汤

方药　连翘 20g，葛根 20g，柴胡 20g，桃仁 15g，红花 15g，当归 15g，赤芍 15g，生地黄 20g，牡丹皮 15g，丹参 20g，枳壳 15g，甘草 15g，大黄 10g。

用法　水煎服。

功用　清热解毒，活血化瘀。

主治　热灼血瘀证。常见于急慢性肾功能衰竭、急性肾小球肾炎、尿路感染等疾病。

方义　本方从解毒活血汤加味而来，方中以桃仁、红花、赤芍、葛根活血化瘀，连翘清热解毒；张琪教授常加上丹参、牡丹皮以加强活血凉血之力；当归活血化瘀；生地黄、甘草养阴增液；添大黄以增清热解毒、通腑泄浊之功效。而柴胡、枳壳则功善行气，前者可散邪、退热，且有葛根协同，后者则行气活血，二者共同为本方清热、活血之佐助。

方药溯源　解毒活血汤见于《医林改错·瘟毒吐泻转筋说》，原方药物组成：连翘二钱，葛根二钱，柴胡三钱，当归二钱，生地五钱，赤芍三钱，桃仁八钱，红花五钱，枳壳一钱，甘草二钱。该方本为治疗霍乱而设，认为"瘟毒自口鼻入气管，由气管达于血管，将气血凝结，壅塞津门，水不得出，故上吐下泻"，甚至发展至"吐泻转筋"，即瘟毒所致霍乱，开始吐泻并作，发热，正气尚能与病邪抗争，但吐泻一久，伤阴耗气，很快出现汗出如水，肢冷如冰，转筋之虚脱之证，可见其"毒"之甚。

霍乱初发，发热，吐泻并作，为瘟毒之邪入气营之证。方中以连翘、葛根、柴胡透热解毒，有透热转气、驱邪外出之意；热入血结，应当"凉血散血"，故以当归、生地黄、赤芍、桃仁、红花凉血活血。本方含桃红四物汤之意，唯减川芎之温燥，全方主要由两类药物组成：一类为清热解毒散邪类药物，如连翘、葛根、柴胡，清瘟败毒，发散邪气，佐以生地黄、甘草，兼能养阴增液；另一类为活血化瘀类药物，如当归、赤芍、桃仁、红花，佐以枳壳行气，气行则血行，故能活血养血，行气散邪，促使邪气迅速由营血分向外排解。王清任认为霍乱的病机为"瘟毒烧炼，气血凝结"，遂创解毒活血汤，"活其血，解其毒，未有不一药而愈者"。

名医发挥　解毒活血汤经过化裁之后在临床上有着更加广泛的应用，比如重症感染、败血症、不明原因发热、皮肤病；而张琪教授的加味解毒活血汤则主要应用于急慢性肾功能衰竭、急性肾小球肾炎、尿路感染等。异病同治，其根本在于这些疾病都出现了毒邪（内毒素、炎症因子、尿毒素或自身免疫抗体等）入侵血液系统，浸淫全身，而致"瘟毒烧炼，气血凝结"的共同病机。

慢性肾衰竭的病机为脾肾两虚，升降失司，湿浊毒邪内蕴，同时耗损气血。湿性重浊，最易阻碍脾运，使得升降逆乱，临床表现为纳差乏力、食入则吐、水肿无尿等。湿浊郁久成毒，湿毒化热则易侵入血分，造成气血凝滞，临床表现为出血倾向（消化道出血、皮肤瘀点瘀斑、血小板减少等）、烦躁不宁、失眠、疼痛等。此为体内湿浊化热，血络瘀阻，阴阳逆乱，张琪教授每逢此证，最常用加味解毒活血汤。对于急慢性肾衰竭病程中临床表现出恶心、呕吐，心烦头痛，皮肤瘙痒，舌干、紫暗，无苔，脉滑数者，可用解毒活血汤加醋炙大黄，通腑泄浊，使肠源性尿毒素经消化道排出。对于尿路感染表现为下腹疼痛，腰痛，尿道灼热疼痛，舌质瘀暗或有瘀斑，脉滑或涩者，则用解毒活血汤加生大黄，以清热泻火，活血破瘀。此方中，张老尤推崇大黄、桃仁，认为"不用大黄、桃仁则效不显"，尤以大黄为泻热毒、破瘀血之要药。

临床应用 张琪教授治疗黑龙江省中医医院收治的慢性肾脏病急性加重，危重肾衰竭 2 例，患者临床出现脘闷纳呆、食少呕恶、少寐烦热、舌苔垢腻或舌紫瘀斑等症，其中一例血肌酐已高达 1024μmol/L，伴有心衰表现（双肺上野可闻及喘鸣音，心界向左下扩大），另一例血肌酐 861μmol/L，均有透析指征，但患者不愿意接受透析治疗。张老用解毒活血汤化裁治疗：连翘、葛根、生地黄、赤芍、桃仁、红花、枳壳、甘草、茵陈、黄芩、草果仁各 15g，大黄 10g，恶心欲呕、饮食不下则加半夏、竹茹，胃脘疼痛则加陈皮、鸡内金、公丁香。治疗后患者症状明显缓解，2～3 周后血肌酐明显下降，维持在 600μmol/L 左右[1]。

医院肾内科对应用加味解毒活血汤治疗慢性肾衰竭的临床疗效进行观察和总结。纳入住院治疗的慢性肾衰竭患者 36 例，随机分为对照组（给予常规治疗）和观察组（常规治疗基础上增加加味解毒活血汤治疗），比较两组治疗效果及治疗前后患者的血肌酐、尿素氮、血红蛋白及 24h 尿蛋白定量。结果显示：相比于治疗前，治疗后患者的血肌酐、尿素氮、血红蛋白及 24h 尿蛋白定量明显改善。观察组的改善情况明显好于对照组，治疗总有效率为 88.89%，远远高于对照组，差异具有统计学意义（$P<0.05$）[2]。

80 例肾功能不全，中医辨证属脾肾两虚、湿浊瘀血阻滞证患者接受以解毒活血汤为基本方的中医治疗，60%的患者症状及肾功能均有不同程度的改善，同时还观察到某些血液流变学指标（血浆黏度、纤维蛋白原）的改善[3]。

现代药理研究 慢性肾功能不全时，由于血小板和凝血功能的异常，患者既容易出血，又存在高凝倾向，容易发生血栓形成。正如唐容川之名句"离经之血即为瘀血"，解除困境应当"祛瘀生新"，故张琪教授之加味解毒活血汤重点加强活血化瘀，桃仁、红花、赤芍、当归、牡丹皮、葛根、丹参等一大队活血化瘀药齐上，使其力专效宏。从现代药理学分析，红花、赤芍、当归、牡丹皮、葛根均有抑制血小板聚集和抗血栓形成作用，能改善机体血流动力学，在促进组织器官抗缺血、耐缺氧方面也有作用；丹参可抑制血小板功能、抑制凝血功能、提高纤溶活性，还可改善微循环，表现为微动脉扩张，微循环血流加快，毛细血管网开放数目增加，因此对于缺血缺氧的肾脏实质也是大有裨益的[4-5]。连翘有确切的抗炎、抗内毒素作用，有研究指出，连翘液体外实验时明显抑制内毒素，其作用是直接摧毁内毒素，而不是对内毒素活性的暂时抑制[6]。而大黄，既有扩张血管、抗血小板聚集、改善肾脏供血的作用，也有抗氧化、清除氧自由基的作用。此方中，以活血解毒为主，即通过改善肾衰竭患者血流动力学紊乱、凝血功能紊乱，从而促进肾脏组织的修复，并辅以清热解毒，即使用具有较强抗炎、抗内毒素作用的中药，去除加重肾损伤的因素。

肾脏的供血有赖于正常的肾内血流动力学，其中收缩血管的调节因子内皮素（ET）与舒张血管的调节因子一氧化氮（NO）维持着一定的平衡，对维持正常的肾脏血流动力学起着重要的作用。当肾衰竭时，ET 与 NO 的平衡被破坏，ET 升高而 NO 降低，肾小球毛细血管内压增高，肾系膜细胞收缩，使得肾小球滤过面积与超滤系数减少，另外血小板聚集与黏附，加大了微血栓形成倾向；基质蛋白合成加速肾间质纤维化，这一切最终导致肾小球硬化，肾功能损害加速。张春艳等发现[7]，慢性肾衰竭患者经过加味解毒活血汤治疗后，NO 水平升高，而 ET 水平下降，同时伴随肾功能指标（血肌酐、尿素氮）的改善。推测加味解毒活血汤可能是通过纠正肾衰状态下 NO 合成被抑制、ET 被上调或蓄积的病理机制，从而降低肾衰患者血中 ET 浓度，升高 NO 水平，促使其趋向平衡。因此，加味解毒活血汤通过调节 ET

和 NO，从而发挥增加肾血流量及肾小球滤过面积，提高肾小球滤过率，降低肾小球毛细血管内压，改善肾脏血流动力学，延缓肾小球硬化进程，延缓肾功能恶化的作用。

（一）张琪医案

加味解毒活血汤治疗慢性肾衰竭

田某，女，37 岁，1983 年 9 月 3 日初诊。当地医院确诊为"慢性肾衰竭（氮质血症），慢性肾炎"。寻求中医治疗。

症见：头昏头痛，不欲饮食，时作恶心，心烦不宁，腰痛不已，舌光紫无苔，脉弦滑。

辅助检查：尿素氮60mg%（每100ml 血液含尿素氮60mg，即60mg/dl，相当于21.4mmol/L），二氧化碳结合力 42.3%（正常值为 50%～70%），血红蛋白 80g/L，尿蛋白（＋＋），尿红细胞充满视野。

中医诊断：肾衰病（毒邪入侵血分，血络瘀阻）。

西医诊断：慢性肾衰竭，慢性肾炎。

处方：连翘 20g，桃仁 15g，红花 15g，当归 15g，枳壳 15g，葛根 20g，赤芍 15g，生地黄 20g，牡丹皮 15g，小蓟 50g，甘草 10g。水煎服。

二诊：1983 年 9 月 9 日。诉食欲渐增，恶心消失，头痛、腰痛及心烦不宁诸症俱有减轻。复查结果：尿素氮 45mg%（16.0mmol/L），二氧化碳结合力 58%，尿蛋白（＋＋），尿红细胞仍满视野。予守上方，加醋炙大黄 7.5g。

三诊：1983 年 9 月 19 日。患者精神转佳，胃纳改善，每日进食 3～4 两（1 两=50g）而无恶心欲呕等不适，舌色浅红，苔薄白，脉弦。复查结果：尿素氮 27mg%（9.63mmol/L），二氧化碳结合力 60 %，尿蛋白（＋），尿红细胞 10～15 个/HP。处方：于前方去大黄，加地榆 20g。

四诊：1983 年 9 月 26 日。患者精神良好，未诉不适。复查尿素氮 20mg%（7.13mmol/L），血红蛋白 90g/L，尿蛋白（±），尿红细胞 2～3 个/HP。处方调整为益气补肾方继续调治。其后病情稳定。

按：张琪教授重视气血理论，在大量的临床实践中，他体会到：急慢性肾衰竭之进展，大多由于湿热毒邪入侵血分，导致血络瘀阻，肾功能恶化。因此，应重视祛邪，当清热解毒、活血化瘀为先。此案患者头痛、腰痛、心烦不宁、恶心、舌紫无苔（或少苔）、脉弦滑（或数）即是血瘀兼热毒之征象，当用解毒活血汤。瘀血兼有热者，于活血化瘀药中加入少量大黄，疗效颇佳。待患者消化道症状改善，提示湿热毒邪已去大半，而血尿尚存，其热在下焦，则改大黄为地榆，可谓把握病机，随证治之，得心应手。

张琪教授在解毒活血汤原方基础上结合肾病的病理特点灵活加味。对于慢性肾功能衰竭，常常加牡丹皮、丹参以活血凉血，生大黄泻热解毒。慢性肾衰竭的血液高凝，必须加强活血化瘀；凝血机制紊乱往往伴随着微炎症的产生，与中医"瘀热互结"同理，故张琪教授于活血化瘀药之中又酌加牡丹皮、丹参等活血凉血药。根据现代药理研究，葛根中含葛根黄酮不仅可以扩张血管，同时有较好的解毒作用。此案患者又兼有肾炎活动，表现为大量镜下血尿，故选小蓟、地榆等凉血止血之品。其中，小蓟的剂量宜大，一般都在 50g 或以上。

总之，张琪教授应用加味解毒活血汤，重点抓住"湿浊化热，血络瘀阻，阴阳逆乱"的病机，切中病机，则效如桴鼓。

（二）弟子医案

加味解毒活血汤治疗慢性肾衰竭

江某，女，75 岁，2013 年 5 月 29 日初诊。既往高血压病史 10 余年。患者于 2013 年 3 月因发热伴尿频尿急 5 天入住广东省中医院急诊，查尿白细胞（＋＋＋），血肌酐 529μmol/L，诊断为尿路感染、慢性肾脏病 5 期。经抗感染、补液等治疗后，患者发热、尿频尿急等症状缓解出院。出院时复查肌酐 568μmol/L，遂来林启展教授专科门诊就诊。

症见：疲倦乏力，面色晦暗，食少纳呆，腰膝酸软，大便干结，舌淡暗，苔黄腻，脉弦。

中医诊断：慢性肾衰（脾肾气虚，湿热瘀阻）。

西医诊断：慢性肾脏病 5 期，高血压。

处方：连翘 20g，桃仁 10g，红花 5g，当归 15g，赤芍 15g，牡丹皮 10g，丹参 20g，积雪草 15g，熟地 20g，山萸肉 15g，甘草 5g，大黄 7g，薏苡仁 30g。

二诊：2013 年 6 月 11 日。诉食欲稍增，腰酸减轻，舌淡暗，苔厚微黄，脉弦。予守上方继续调治。

三诊：2013 年 7 月 4 日。精神良好，纳食有味，偶有腰酸，二便正常。舌质略暗，苔薄黄，脉弦。复查血肌酐 372μmol/L。予上方加牛大力 30g。

四诊：2013 年 8 月 8 日。病情稳定，血肌酐 370μmol/L。守方。

五诊：2013 年 9 月 18 日。患者精神良好，唯腰酸乏力，舌淡暗，苔薄白，脉弦。复查血肌酐 300μmol/L。患者病情趋向稳定，热毒渐清，遂拟脾肾双补方予善后调理。

患者坚持治疗 1 年余，血肌酐呈逐步下降趋势，2014 年 6 月 25 日血肌酐 231μmol/L。随访至今，患者肾功能稳定，血肌酐保持在 200μmol/L 左右。

按：患者面色晦暗，舌质暗，便是瘀血的典型征象，故加强活血化瘀治疗。张琪教授曾指出，慢性肾衰属于沉疴痼疾，非大剂药物不能取效，故所选之活血药物也非单薄，而是多种活血药同时使用，取其方宏效彰。故此案中，桃仁、红花、当归、赤芍、牡丹皮、丹参等一队活血化瘀药一味不减。湿热之邪常影响至脾胃，由于湿热中阻，脾胃升降失常，临床常见脘闷腹胀，身重疲乏，恶心食少，口中秽味，甚至呕吐等，故此案中除了大黄，还加积雪草、薏苡仁以加强清热解毒、祛湿泄浊之功。患者虽然高龄，但病在极期，湿、热、瘀等实邪明显，可适时适当攻伐，兼顾其脾肾即可。通过此案也可体会到加味解毒活血汤重在活血、清热，解开肾衰病气血与实邪错综胶结的症结，然而并无伤正之虞。

（吴禹池 林嘉荣 林启展）

参 考 文 献

[1] 于梅，于卓. 张琪用加味解毒活血汤治疗慢性肾衰基础上的急性肾衰竭经验 [J]. 中国中医基础医学杂志，2011，17（6）：695-696.

[2] 陆海霞. 加味解毒活血汤治疗慢性肾衰的临床研究 [J]. 内蒙古中医药，2016，35（8）：14-15.

[3] 张葳，孙瑞涛，景远. 解毒活血汤化裁治疗慢性肾功不全 80 例临床观察 [J]. 黑龙江中医药，1996（4）：16-17.

[4] 杭传珍. 活血化瘀治则的药理学基础 [J]. 中医临床研究，2019，11（1）：34-35.

[5] 黄春林，朱晓新. 中药药理与临床手册 [J]. 北京：人民卫生出版社，2006：27-30.

[6] 高淑娟，戴锡珍，要华民. 几种清热解毒中药抗内毒素作用的比较实验 [J]. 天津中医，1992（3）：42.

[7] 张春艳，吴净，吉勤，等. 加味解毒活血汤对慢性肾功能衰竭内皮素及一氧化氮的影响 [J]. 现代中西医结合杂志，2006（4）：456-457.

第二节　加味清心莲子饮

方药　黄芪 30～50g，党参 20g，柴胡 15g，石莲子 15g，黄芩 15g，麦冬 20g，地骨皮 15g，生地黄 20g，茯苓 20g，白茅根 50g，小蓟 50g，白花蛇舌草 30g，益母草 30g，车前子 15g，甘草 15g。

用法　水煎服。

功用　益气养阴，清热利湿。

主治　心火妄动，气阴两虚，湿热下注之证。可用于男子遗精白浊，妇人带下赤白；亦常用于慢性肾小球肾炎、慢性肾衰竭、慢性膀胱炎/肾盂肾炎、糖尿病肾病等疾病。

方义　方中石莲子清心火，养脾阴，又秘精微，黄芪、党参（原方为人参）补益肺气、益气生津、收敛浮阳，地骨皮、麦冬滋阴，黄芩清上焦心肺之热，肺热清则清肃下行，车前子、茯苓淡渗利湿，柴胡疏散肝胆之郁热；茯苓渗利水湿，使心热从小便而解，与导赤散机理颇为相似；黄芩清热润肺、泻火养阴；地骨皮入肾与三焦经，清三焦之火，而退虚热；生地黄、白茅根、小蓟清热凉血；益母草、白花蛇舌草清热解毒。黄芪、党参、茯苓、甘草健脾益气，皆所以疗五脏之劳热也。

《医方集解》："参、芪、甘草，所以补阳虚而泻火，助气化而达州都，地骨退肝肾之虚热，柴胡散肝胆之火邪，黄芩、麦冬清热于心肺上焦，茯苓、车前利湿于膀胱下部，中以石莲清心火而交心肾，则诸证悉退也。"全方共奏补气养阴、清热利湿、清心秘精之效，为清补兼施之剂。

方药溯源　清心莲子饮出自《太平惠民和剂局方·卷五》，原方药物组成：黄芩、麦冬（去心）、地骨皮、车前子、炙甘草各半两，石莲肉（去心）、白茯苓、黄芪（蜜炙）、人参各七钱半。用法：上锉末。每服三钱，水一盏半，煎取八分，去滓，水中沉冷，空心食前服。

《太平惠民和剂局方》称此方有"清心养神，秘精补虚，滋润肠胃，调顺气血"之功。且"药性温平，不冷不热"。原方后注"治小便白浊，夜梦走泄，遗沥涩痛，便赤如血。男子五淋，气不收敛，阳浮于外，五心烦热……能清心养神，秘精补虚"，主治淋浊崩带，为清补兼施之剂。

清心莲子饮的组方特色在于：既有清利，又有补虚；既有清火泻热，又有益气养阴，且能收敛固下、秘精止遗。诸多医家分析此方时，皆赞誉不已。如清乾隆年初名儒汪绂评述："此方以清心火，而无泻心火之药，以心自火生，可安之，而无可泻也。火伤气，参、芪、甘草以补之；火烁金，黄芩、麦冬以保之；火逼水，地骨、车前以清之；皆正火之为害，而非治火。惟莲肉、茯苓乃所以清火，而敛而安之。盖心君不妄，则火静而阴阳自平。"《医方考》论此方用于治疗劳淋，曰："是方也，石莲肉泻火于心，麦门冬清热于肺，黄芩泻火于肝，地骨皮退热于肾，黄芪、人参、茯苓、甘草泻火于脾，皆所以疗五脏之劳热也；惟车前子之滑，乃以治淋去着云尔。"《万病回春》称："此药温平，清火养神秘精，大有奇效。"

清心莲子饮应用广泛，用于"劳伤白浊"、"小便赤涩、小便不利、尿浊"、"夜梦遗精"等多种疾病的治疗。如《本草纲目》："昔人治心肾不交，劳伤白浊，有清心莲子饮。"《证治准绳》云："小便不利，心中蕴热而烦"，"溺赤、下浊亦赤，口渴，时发热者，清心莲子饮"。又说："治膀胱气虚湿热，玉茎肿痛，或茎窍涩滞，口苦咽干，小便色赤或白浊，夜安静而昼发热可用。"《万病回春》："治心中烦躁，思虑忧愁抑郁，小便赤浊，或有沙漠，夜梦遗精、遗沥涩痛，便赤，如或酒色过度，上盛下虚，心火上炎，肺金受克，故口苦咽干，渐成消渴，四肢倦怠，男子五淋，妇人带下赤白、五心烦热。"《世医得效方》也提到："治上盛下虚，心火炎上，口苦咽干，烦渴微热，小便赤涩，或欲成淋，并宜服。"可见，只要符合本方病机，即可应用。

名医发挥　"用方之难，难在加减；用方之妙，妙在加减。"许多古方的加减法正是医家经验之所在，张老经过临证化裁，将加味清心莲子饮应用于慢性肾小球肾炎（如 IgA 肾病）、肾病综合征、慢性尿路感染等疾病，获得良好疗效，能有效改善血尿、蛋白尿、尿路感染等症状。

（1）血尿：镜下血尿或肉眼血尿是 IgA 肾病最主要的临床表现，是以肾小球系膜区 IgA 为主的免疫球蛋白和补体沉积为特征的免疫复合物肾小球肾炎，肾活检病理检查是 IgA 肾病确诊的主要手段。IgA 肾病血尿病因病机复杂，辨证上虚实夹杂，病程缠绵难愈。张琪教授在临床上辨证与辨病相结合，通过大量的临床病例观察到 IgA 肾病血尿日久迁延不愈者临床多表现为气阴两虚，兼夹湿热[1]。血乃水谷精微所化生，血尿迁延日久必气虚体弱，精血下泄日久必耗气伤阴，肾病及脾。脾主统血，脾虚失于固摄，脾不统血而血溢脉外。张琪教授将局方清心莲子饮用于 IgA 肾病，在原方益气养阴药（黄芪、人参、麦冬、石莲子）的基础上又加生地黄加强养阴；又加入小蓟、白茅根、白花蛇舌草等清热凉血止血之品，活血利水之益母草。加味清心莲子饮保留了原方清补兼施的特点，又加强了其清热利水、凉血止血的功用，所用之清热药也皆甘淡平和，不伤正气。

张琪教授认为，慢性肾炎多为气阴两虚，湿热蕴蓄所致。气阴两虚为病之本，湿热蕴蓄为病之标。故治疗时，首先要考虑标本兼顾，即益气养阴、清热利湿。如果湿热标实之证为主，如伴有上呼吸道反复感染，可将参、芪用量减至 10～15g，或者暂时弃用，同时加入连翘、蒲公英、败酱草等清热利湿解毒之品；尿中红细胞增多者，在清利湿热的基础上，加用大小二蓟、藕节、蒲黄、侧柏叶等凉血止血的药物；尿中白细胞增多者，还常用萹蓄、瞿麦、贯众、白花蛇舌草等。气阴两虚为主要特征时，我们常将原方中参、芪的用量加至 50g，同时加重滋阴清热药物，如生地黄、龟板胶、鹿角胶、山萸肉、女贞子、旱莲草等。

（2）蛋白尿：多种肾病蛋白尿的生成，西医病理机制各异，蛋白尿属中医"尿浊"范畴，气阴两虚是引起精微下注致尿浊常见原因之一。蛋白尿辨证初起多属气虚阳虚证，日久病情迁延，伤及阴液，日久多成气阴两伤证，慢性肾小球肾炎病程日久或长期蛋白尿，耗伤阴液出现气阴两虚证，同时体内湿邪化热出现湿热内蕴证；肾病综合征蛋白尿，由于水肿消失湿热之邪未除，湿热内蕴灼伤阴液，且使用激素阳刚之品，更加耗伤气阴，表现气阴两虚、湿热内蕴证候。分清虚实主次，辨明阴阳，用中药灵活辨证论治，补益脾肾两大主脏之虚损，清泄湿浊与湿热之邪实，泻实不忘补脾肾之本，补虚不忘除湿热之标，兼顾气阴，灵活组方用药方能药到病除。

张教授多用清心莲子饮加减治疗蛋白尿辨证为气阴两虚，兼夹湿热之证。取其益气滋阴，清热秘精之效。方中黄芪、党参为治气虚之要药，地骨皮、麦冬、石莲子、黄芩、柴胡取其滋阴清热之意。本方加减也适用于激素依赖型的病例，对于那些服用激素治疗减量过程中出现蛋白尿复发现象的病例，运用本方治疗，也可达到尿蛋白逐渐转阴以及顺利撤除激素的效果。张琪教授还指出，本方治疗气阴两虚型蛋白尿效果较好，尤其以偏气虚者为佳，重用黄芪对于蛋白尿有一定效果，其在方中用量较重，常用 30～50g，个别病例使用 100～200g。然而黄芪属甘温之品，久服易生内热，可能会出现咽干口干、纳食减少、舌尖红，显露伤阴之象，此时可加滋阴清热之品，减少参芪补气之品用量，否则坚持原方不变，就会出现阴虚症状加重，尿蛋白再次增加的状况。临证时必须辨证论治，切不可盲目施治[2]。

（3）尿路感染：慢性尿路感染患者往往在气阴不足基础上出现湿热内蕴症状，如尿频、尿急、尿痛、小便灼热，尿常规可见白细胞反复出现，或兼见红细胞、脓细胞，或表现为尿路感染反复发作等。慢性尿路感染属于中医"劳淋"、"腰痛"、"尿血"等范畴，中医学认为，本病病变脏腑涉及肝、脾、肾、膀胱，其中尤与肾及膀胱最为密切。湿热蕴结为标、脾肾气虚是本，后期出现气滞血瘀，损伤肾络，导致肾功能下降。复发性尿路感染发病机制主要涉及细菌致病能力、机体抵抗力、炎症和免疫反应、反复使用抗生素导致耐药性等方面。中医中药治疗复发性尿路感染具有一定优势，既能缓解临床症状，又能增强患者免疫力，提高治愈率，减少远期复发率。

张老常用本方加减应用于慢性尿路感染的治疗，在治疗劳淋时，依据的是该病特点是本虚标实，虚实夹杂，正虚邪恋：一是湿热毒邪日久容易耗气伤阴；二是治不得法，如清利太过、苦寒伤中；三则由于失治病久不愈，热盛耗阴，湿邪困脾耗气。若兼风热者，加金银花、连翘；若兼排尿不畅加萹蓄、瞿麦；若湿热较盛可加白花蛇舌草、蒲公英；口渴可加天花粉清热生津；尿血加白茅根、小蓟。治疗原则为标本兼顾，扶正而不恋邪，可使症状在较短的时间内得到缓解，肾功能也有一定程度的改善[3]。

临床应用　朱丹[4]对通过广东省中医院门诊临床诊断为原发性肾小球性血尿并且中医辨证为气虚湿热型的患者37例，在一般治疗的基础上，以益气健脾补肾，清热利湿为法，运用清心莲子饮加减治疗 8 周。研究结果提示患者总体症状明显减轻，疲倦乏力、腰膝酸软、头晕及食少纳差均有明显缓解（$P<0.05$），尿隐血、尿沉渣找到红细胞与尿红细胞位相明显改善（$P<0.05$）。采用益气清热利湿为法治疗气虚湿热型原发性肾小球性血尿患者，可以缓解甚至消除其不适的临床症状，提高患者的生活质量；对于改善尿常规、尿红细胞位相等临床相关性实验室指标有显著意义。

张丽香和陈东辉[5]观察清心莲子饮加味治疗激素撤减期原发性肾病综合征膜性肾病、中医辨证属气阴两虚证患者的临床疗效。将经皮肾穿刺病理活检确诊为膜性肾病且足量服用激素 8 周后已处于撤减期的患者 59 例，随机分为两组，对照组患者予肾病综合征西医常规治疗，治疗组患者在对照组治疗基础上予清心莲子饮加味治疗，治疗组患者总有效率为 86.2%，优于对照组的 66.7%，差异具有统计学意义（$P<0.05$）。治疗后两组患者各实验室指标值、中医证候积分均较治疗前有明显改善且治疗组改善程度优于对照组，两组患者在治疗过程中均未见心电图、肝功能及血常规异常。结论：清心莲子饮加味治疗激素撤减期原发性肾病综合征膜性肾病临床疗效显著，且安全性好，值得临床推广应用。

吴青秀[6]在治疗复发性尿路感染过程中亦体会到，本病病机是湿热毒邪日久，耗伤气阴。选用清心莲子饮加减治疗阴虚湿热型复发性尿路感染引起的肾小管损伤患者 33 例，以此作为治疗组，予泌淋胶囊治疗患者 27 例作对照，治疗 4 周后复查尿β₂微球蛋白、尿 N-乙酰-β-D-葡萄糖苷酶，两组此 2 项指标数值均有下降，治疗组下降程度明显大于对照组。提示清心莲子饮较泌淋胶囊对于复发性尿路感染引起的肾小管损伤的治疗效果更佳。

现代药理研究 加味清心莲子饮为清补兼施之剂，又达止血收敛之功，主要发挥"补、清、止"的作用：

（1）补：黄芪，《主治秘要》云："气温味甘，气薄味厚，可升可降，阴中阳也；补诸虚不足。"为温补中气之要药，在方中益气升阳，重用黄芪、党参以补气固摄。黄芪已被证实可通过保护足细胞、对抗氧化应激、抑制肾小球纤维化等机制发挥肾脏保护作用[7]，重用黄芪能显著降低蛋白尿，一般可用至 30～50g。现代研究表明黄芪还具有降低血细胞比容、红细胞变形指数和血沉，改善患者血流动力学的作用[8]，气行则血行，益气固摄使离经之血回归脉道，是治疗慢性肾病常用药。党参既补气又补血，二者合用加强补益升阳之效；茯苓，为甘淡药，利水不伤阴，宁心益气，健脾渗湿。

（2）清：石莲子性凉，入心、脾、肾经，为莲的老熟果实，《药性考》中记载本药可治疗白浊遗精，使"便数可节，清心宁神，强志益肾"，在本方中可清心火，益肾涩精，且石莲子可入脾胃中焦，助运化水谷，有恢复正气之功效。在现代临床中，无须纠结石莲子与莲子的区别，目前莲子入药皆为莲干燥成熟的种子[9]，用药时，常与芡实合用，二者皆有益肾固精，除湿止带，健脾燥湿止泻之功，莲子-芡实药对可增强固摄之功用；现代药理研究表明，石莲子提取物具有较好的体外抑菌作用，且不同溶剂提取物对各种供试菌的抑菌活性不同[10]。白花蛇舌草，属茜草科植物，性寒凉，可清热凉血，解毒，通利尿道，除湿，活血化瘀，止血止痛。现代药理学研究提示其主要成分为萜类，具有抗菌、消炎、抗肿瘤等作用，临床治疗广泛，是一味强效的中药消炎药[11-12]；柴胡解表邪，升阳气，调畅气机，血随气升，可达防血肆意下行而入水道之效，与黄芩合用清热泻火，燥湿祛浊，并可使本方补而不滞，黄芩善清上焦之火，助莲子之力，另黄芩本身具有止血之效。地骨皮可减少核因子-κB（NF-κB）表达，降低血清炎症因子水平，从而改善肾脏病理、肾功能[13]。Hsieh 等[14]发现黄芩素通过抑制 NF-κB 活化和 NF-κB 抑制蛋白（IκBα）磷酸化从而抑制炎症因子的产生达到抗炎作用。

（3）止：大蓟、小蓟与白茅根配伍，专药专用以止血，现代对小蓟的研究指出，其特含芦丁，可降低血管内皮生长因子水平，从而减轻血管紧张素Ⅱ（AngⅡ）对肾组织的损伤[15]；大蓟能使凝血时间缩短，此外可以抗菌、抗病毒；白茅根对凝血酶的生成具有促进作用，具有增强非特异性免疫功能等作用，对于改善肾功能、止血有效[16]；麦冬清心除烦，地骨皮入血分，清热凉血以止血，二者合用滋阴退虚热，并可制芪参之温燥；炙甘草，和中缓急，调和诸药。

（一）张琪病案

加味清心莲子饮治疗 IgA 肾病

姜某，男，27 岁，2002 年 5 月 15 日初诊。

患肾炎 2 年余，尿蛋白（＋）～（＋＋＋），红细胞 30～50 个/HP 持续不消失，经某医院肾穿刺病理检查诊断为 IgA 肾病（中度系膜增生型），曾用雷公藤多苷片、泼尼松治疗半年余，效果不理想，遂来门诊就诊。

症见：腰酸痛，气短乏力，五心烦热，眼睑轻度浮肿，小便深黄多泡沫，舌淡红苔白腻，脉细数。

辅助检查：尿蛋白（＋＋）～（＋＋＋），24h 尿蛋白定量为 2.2g，红细胞为 30～50 个/HP。

中医诊断：尿浊（气阴两虚夹湿热）。

西医诊断：IgA 肾病（中度系膜增生型）。

治法：益气养阴以固本，清热利湿以除邪。

处方：黄芪 30g，党参 20g，麦冬 15g，玄参 15g，石莲子 15g，茯苓 15g，石韦 15g，车前子 15g（包煎），地骨皮 15g，柴胡 15g，甘草 15g。

6 月 8 日复诊，服上方 20 剂，患者自觉全身有力，腰酸痛明显减轻，气短亦明显好转，尿常规 2 次检查尿蛋白（＋）～（＋＋），红细胞 20～30 个/HP，舌苔转薄，脉沉细不数，此属气阴渐复，湿热渐除之兆，仍用上方加山茱萸 15g，女贞子 20g，旱莲草 20g。嘱继服药，每周检查 1 次尿常规。

其后 4 次复诊，随症加减，尿常规：蛋白（＋），红细胞 5～20 个/HP。

9 月 20 日复诊检查尿蛋白（±）、红细胞 2～3 个/HP。

按：蛋白尿是许多慢性肾脏病常见临床表现之一，西医的肾小球肾炎、肾病综合征、慢性肾功能不全等疾病均可出现蛋白尿，而且往往缠绵难愈，直接关系慢性肾脏病的预后。张琪教授认为肾病引发的蛋白尿，脾肾气虚是根本病机，脾肾亏虚所夹水湿、湿热是主要病理产物，脾肾气阴两虚、寒热错杂是病机演变的基本特征。临床观察慢性肾脏病蛋白尿长期不消者病邪始终有水湿，并以兼夹湿热最为常见，其原因可能在于：一是蛋白尿病程缠绵，湿邪郁久易从热化；二是蛋白尿患者正气不足易感受外邪（湿热或热毒）；三是有些患者久用口服激素或补肾阳等热性药物，每有助湿化热之弊。湿热内蕴对蛋白尿的预后有重要影响，湿热下注往往使病情缠绵不易恢复。正虚邪浊不易祛除，邪留不除易于伤正，常因辨证不明失治误治，故症状表现常虚实并见、寒热错杂，往往造成蛋白尿缠绵难愈。

慢性肾病水肿减轻后，尿蛋白（＋＋）～（＋＋＋），临床症状出现周身乏力，腰酸腰痛，面色无华，头眩心悸，手足心热，口咽干，舌质红或舌尖红苔白，脉滑或兼有数象者，适合使用益气养阴，清热利湿之清心莲子饮加减。辨病与辨证结合，清心莲子饮加减治疗气阴两虚型肾病蛋白尿，临床获满意疗效。《灵枢·口问》谓："中气不足，溲便为之变。"蛋白质属于水谷精微，气虚无力固摄精微则见蛋白下泄，张琪教授则以黄芪为君药，重用黄芪、党参以补气升阳固摄，使中焦脾胃运化水谷精微功能得以恢复，固摄蛋白。因本方中黄芪、党参用量较重（30～50g），部分患者服用日久气虚证候好转，却常出现口咽干，食少，舌尖赤等阴伤之象，这时可适当减少参芪用量，酌情加滋阴清热之品如山茱萸、女贞子、旱莲草等滋阴清热，否则墨守成规，多出现阴虚加重，尿蛋白刚减复增，应引起注意。

（二）弟子病案

加味清心莲子饮治疗慢性尿路感染

冼某，女，28 岁，2010 年 9 月 13 日初诊。

患者反复尿频、尿急、尿痛 6 个月，诊断为尿路感染，曾服用抗生素、中药治疗后症状减轻。近期劳累后尿频、尿痛加重，尿白细胞（＋＋）。遂来林启展教授专科门诊求治。

症见：少腹拘急，尿频、少许尿痛，倦怠乏力，口干，眠差，舌质红，苔薄黄，脉沉细。

中医诊断：劳淋（气阴两虚，湿热留恋）。

西医诊断：尿路感染。

治法：益气养阴，清热利湿。

方药：黄芪 15g，党参 15g，茯神 20g，莲子 20g，地骨皮 15g，柴胡 15g，麦冬 15g，车前草 15g，蒲公英 15g，白花蛇舌草 30g，白茅根 30g，甘草 5g。

9 月 20 日复诊：连服 7 剂后患者尿频、尿痛好转，少腹拘急感减轻，舌质红，苔薄黄，脉沉细。查尿白细胞（＋）。患者仍有少腹拘急感，上方加郁金 10g，香附 15g 以疏肝止痛。

10 月 15 日复诊：患者服 14 剂后上述症状消失停药，复诊时未出现排尿不适症状，尿白细胞阴性。

按：本案属"劳淋"，淋证初起多因肾虚湿热下注所致，反复不愈，耗伤正气可导致劳淋。湿热毒邪日久易耗气伤阴，加之治不得法，清利太过，苦寒伤中，脾气亏虚，气虚无力下达，影响膀胱气化，更易导致劳淋反复不愈。林启展教授遵张老经验，拟益气养阴、清热利湿之法，以加味清心莲子饮治之，加白花蛇舌草、蒲公英以加强清热解毒之力，白茅根利尿通淋，颇见疗效。慢性尿路感染常反复发作，迁延不愈，且病情常因感冒、劳累、房事等加重。其病机多虚实夹杂，可概括为"正虚邪恋"，而属于气阴两虚，湿热留恋证者多见。治疗上，单纯的清热利湿或可取效一时，但无法完全祛除病根，患者常易复发。而只扶正不祛邪，只会闭门留寇，亦无法奏效。对于此类患者，应取补益与清利并用之法，扶助正气和祛除邪气并行，才能扭转病势，长治久安。

（杨　敏　高燕翔　林启展）

参 考 文 献

[1] 于卓，李莲花，于梅.张琪教授辨证治疗 IgA 肾病血尿 [J].实用中医内科杂志，2012，26（2），12-13.

[2] 王宇光，张琪.国医大师张琪从脾肾论治肾病蛋白尿经验 [J].湖南中医药大学学报，2017，37（9）：925-927.

[3] 张琪.跟名师学临床系列丛书：张琪 [M].北京：中国医药科技出版社，2010：57.

[4] 朱丹.清心莲子饮治疗气虚湿热型原发性肾小球性血尿疗效观察 [D].广州：广州中医药大学，2008.

[5] 张丽香，陈东辉.清心莲子饮加味治疗激素撤减期原发性肾综合征膜性肾病气阴两虚证临床研究 [J].亚太传统医药，2017，8（13），151-153.

[6] 吴青秀.清心莲子饮治疗复发性尿路感染 33 例 [J].现代中医药，2011，31（6）：29-30.

[7] 陈腾，简桂花，汪年松.黄芪治疗糖尿病肾病的研究进展 [J].中国中西医结合肾病杂志，2017（5）：462-464.

[8] 常玲玲，徐丙侠，郑广程，等.黄芪注射液对慢性肾炎血液流变学的影响 [J].中西医结合实用临床急救，1998，5（4）：170-171.

[9] 安昌，陈鸣，蔡沓栗，等.莲子的本草考证 [J].中医药信息，2018（10）：2207-2211.

[10] 周英，段震，李纯纯，等.石莲子的体外抑菌活性研究 [J].时珍国医国药，2008，19（4）：95-96.

[11] 立敏，周宏霞，刘丹.白花蛇舌草的药理和临床应用进展 [J].中医药信息，2001，18（4）：14.

[12] 孙超，吴铭杰，江泽群，等.白花蛇舌草有效成分 2-羟基-3-甲基蒽醌通过 IL-6/STAT3 信号通路诱导肝

癌细胞凋亡作用机制 [J].中华中医药杂志，2018，33（12）：5346-5350.

[13] 杨莉，叶真.地骨皮对 2 型糖尿病大鼠肾病的防治作用与机制研究 [J].中华中医药学刊，2008，26（10）：2172-2175.

[14] HSIEH C J，HALL K，HA T，et al. Baicalein inhibits IL-1β and TNF-α-induced inflammatory cytokine production from human mast cells via regulation of the NF-κB pathway [J].Clinical and Molecular Allergy，2007，23（5）：5.

[15] 王卫明，刘亮，彭慧，等.大蓟、小蓟功效的考证和现代研究 [J].中国现代应用药学，2019，36（1）：81-84.

[16] 刘金荣.白茅根的化学成分、药理作用及临床应用 [J].山东中医杂志，2014，33（12）：1021-1024.

第三节　加味甘露饮

方药　生地黄 15g，熟地黄 15g，茵陈 15g，黄芩 10g，枳壳 15g，枇杷叶 15g，石斛 15g，天冬 15g，麦冬 15g，沙参 15g，天花粉 15g，芦根 20g，瞿麦 20g，萹蓄 20g，麦芽 20g，佛手 10g。

用法　水煎服。

功用　养阴清热，行气利湿。

主治　湿热伤阴证。常用于急慢性肾功能衰竭、急性肾小球肾炎、黄疸、糖尿病、胃炎、复发性口腔溃疡、干眼症等疾病。

方义　本方从甘露饮加味而来，方中生地黄、熟地黄、麦冬、天冬和石斛滋养肺胃之阴，清虚热；茵陈、黄芩苦寒清热祛湿，以清热存阴；瞿麦、萹蓄清利下焦湿热，利尿通淋；枇杷叶、枳壳宣通脾胃气机；沙参、芦根、天花粉润肺生津，麦芽、佛手开胃醒脾，助脾之运化以化湿气。诸药合用使湿热去，阴液滋生，化为肾水，达到清热祛湿，补虚而除实的目的。

方药溯源　甘露饮有《普济方》《古今医统大全》《证治准绳·幼科》《太平惠民合剂局方》等多个不同版本，略有差别，但核心药物包括地黄、天冬、麦冬、黄芩、枇杷叶、石斛等则皆有之，用于治疗痘疮、口舌生疮、小儿牙疳等头面部疾患。

加味甘露饮见于《赤水玄珠》，原方药物组成：熟地一两，生地一两，天冬一两，麦冬一两，枇杷叶（去毛）一两，黄芩一两，茵陈一两，枳壳一两，石斛一两，甘草一两，犀角三钱。另一版本的加味甘露饮见于《引经证医·卷四》：生地黄、玉竹、五味子、白蜜、沙参、鲜石斛、麦冬、甘蔗汁。显然，张琪教授化裁应用的加味甘露饮是基于前者。

陈修园先生云："足阳明胃为燥土，喜润而恶燥，喜降而恶升，故以二冬、二地、石斛、甘草之润以补之；枇杷叶、枳壳之降以顺之；若用连、柏之苦则增其燥，若用芪、术之补则虑其升，即有湿热，用一味黄芩以折之，一味茵陈以渗之足矣。"全方补、清、宣、消俱备，利不伤阴，滋不恋邪，共奏养阴清热，宣肺利湿之功。凡"丈夫、妇人、小儿胃中客热、牙宣口气，齿龈肿烂，时出脓血，目睑垂直，常欲合闭；或即饥烦，不欲饮食；及目赤肿痛，不任凉药，口舌生疮，咽喉肿痛，疮疡已发未发，皆可服之"，并主"脾胃受湿，瘀热在里，或醉饱房劳，湿热相搏，致生黄疸病，身目皆黄，肢体微肿，胸满气短，大便不调，小便黄涩，或时身热"等肺、脾（胃）、肾三脏阴津亏虚、虚火上炎而湿热壅滞证。《引经证医》加味甘露饮则以清热养阴为主，主治脾胃虚热，阴虚消渴者。

张老加味甘露饮将两个同名古方进行糅合，加北沙参、芦根、天花粉以加强养阴生津之力；同时加瞿麦、萹蓄以清热、利尿、祛湿；麦芽、佛手开胃醒脾，助脾之运化以化湿气。该方有滋养肺、胃、肾之阴之功，覆盖上中下三焦；并以清热通淋之瞿麦、萹蓄使虚热得以疏泄，同时，又以麦芽、佛手配伍应用，达到健脾疏肝，调理脾胃健运之目的。经过化裁，该方常被用于急慢性肾衰竭、肾炎、糖尿病伴有肾损伤等专科情况，临床应用主要抓住"脾胃受湿、津液气化失司，郁热在里"的病机。

名医发挥　张琪教授治疗慢性肾衰竭，注重调理脾胃，喜用养胃阴、清胃热、芳香化湿法。当慢性肾功能衰竭时，脾的运化功能失常，常由湿毒化热致胃阴亏耗，不能下行降浊，使脾胃不和，运化受阻，升降失常，而出现脾湿胃阴亏耗、湿热不得运行之症，如口干、呕恶、不欲食、口中氨味、脘腹痞闷不舒、胀满，便秘或大便黏滞不爽，全身乏力，面色萎黄，舌质红，苔腻，脉沉滑。此时一般不宜用甘寒药，防其有碍脾之运化，方用加味甘露饮加减化裁。血瘀表现重者加活血化瘀药，如桃仁、红花、丹参、赤芍等；热较甚呕吐明显者加竹茹、半夏、芦根清热降逆止呕，旋覆花、代赭石重镇降逆止呕；如脾阳不振加干姜、公丁香温运脾湿助脾运；热甚便秘者加大黄、枳实、厚朴攻下泻毒导滞，给毒邪以出路；阴伤甚者加天花粉、沙参、知母等养阴清热；伴有脾气虚者加黄芪、党参健脾益气；兼有肾虚者加熟地黄、山萸肉、何首乌等以补肾。

张琪教授认为慢性肾衰竭的病因病机与肺、脾、肾功能失调，三焦气化失司密切相关，尤其脾肾虚损是慢性肾脏病的病机关键。从慢性肾病发展到慢性肾衰竭，脾肾两虚贯穿始终。张琪教授根据疾病的标本缓急从湿热入手，喜用养阴清热，芳香化湿法。张琪教授认为湿热贯穿疾病始终，一是慢性肾病病程长，湿邪郁久易从热化而酿成湿热，二是某些患者久用肾上腺皮质激素，每有助湿化热之弊。湿热为病有其特殊之处，既有阴邪重浊易伤阳气的一面，表现为"湿胜则阳微"，同时又有易于化火伤阴的一面，《黄帝素问宣明论方》言："其湿热之邪伤肾，湿气先伤人之阳气，阳气伤不能通调水道，如水道下流瘀塞，上流泛溢必为水灾。一旦水退，干旱从之，亦能使人真阴不能生长，而耗阴液。"湿热既可影响肾脏气化功能，致使水湿内停，又可灼伤肾阴致使阴津亏虚。因湿邪重浊黏滞、缠绵难愈，故而湿热贯穿肾病发生、发展的整个过程，可见清利湿热在慢性肾病治疗中的重要性。张璐云："素禀湿热而挟阴虚者，治以寻常湿热迥殊。若用风药胜湿，虚火易于僭上；淡渗利水，阴液易于脱亡；专于燥湿，必致真阴耗竭；纯用滋阴，反助爽湿上壅。务使润燥合宜，刚柔协济，始克有赖。"甘露饮正是体现了养阴为主，清热为辅，佐以宣肺除湿的这一配伍原则。

临床应用　黑龙江省中医研究院对应用甘露饮加减治疗慢性肾衰竭的临床疗效进行观察和总结。纳入门诊和住院的慢性肾衰竭患者85例，随机分为对照组（给予常规治疗）和观察组（常规治疗基础上加服甘露饮汤剂治疗），比较两组临床治疗效果及治疗前后患者的血肌酐、尿素氮、内生肌酐清除率、血红蛋白。结果显示：相比于治疗前，治疗后患者的临床症状评分、血肌酐、尿素氮、内生肌酐清除率、血红蛋白均明显改善。观察组的改善情况明显好于对照组，治疗总有效率为**88.37%**，远远高于对照组的**76.19%**，差异具有统计学意义（$P < 0.05$）[1]。

糖尿病发病因素与过食肥甘厚味及运动量减少密切相关，罗燕楠[2]运用甘露饮加减治疗湿热型糖尿病：伴阴津损伤者加玄参、苍术、全瓜蒌；伴气机阻滞者加柴胡、厚朴、陈皮、白芍、玉竹；伴气阴两伤者加黄芪、太子参、山药、佩兰、玉竹；伴瘀血阻络者加当归、牡丹皮、赤芍、菊花、丹参、白茅根、生三七粉；伴肝肾亏虚者加玄参、枸杞子、女贞子、旱莲草、牛膝、白茅根、侧柏叶。取效满意。

现代药理研究　加味甘露饮中主要药物的相关药理学研究表明：生地黄和熟地黄均可降低肾衰大鼠血清中血肌酐（SCr）、尿素氮（BUN）水平，缓解肾间质纤维化，以生地黄作用较强，其作用机制可能与下调转化生长因子-β_1（TGF-β_1）、α-平滑肌肌动蛋白（α-SMA）和胶原蛋白-Ⅰ（collagen-Ⅰ）的表达有关[3-4]。地黄还有改善造血功能的作用，可提高贫血模型的血浆促红细胞生成素（EPO）水平，提高血红细胞数目和血红蛋白浓度，加快骨髓造血细胞的增殖和分化，因此对慢性肾脏病肾性贫血也是有益的[3]。黄芩苷可通过介导肾组织的氧化应激和炎症反应，减轻急性肾损伤：可显著降低小管间质性肾炎患者血清中白介素-6（IL-6）、白介素-10（IL-10）、肿瘤坏死因子-α（TNF-α）的表达水平，减轻炎症损伤[5-6]，但高剂量的黄芩苷［对于大鼠，400mg/（kg·d）、800mg/（kg·d）、1600mg/（kg·d）］又反而有诱发肾损伤和纤维化的不良反应[7]。石斛纯化多糖可以刺激细胞中细胞因子的产生，具有显著的免疫调节活性[8]。侯燕等[9]研究证实霍山石斛可降低肾阴虚小鼠血清 IL-6 含量，具有调节细胞因子紊乱、增强机体抗氧化力的作用。茵陈甲醇提取物对肾脏 DNA 损伤和氧化应激具有保护作用[10]。枇杷叶提取物含多种抗氧化剂，能够抵抗炎症[11]。方中麦冬可调节血糖、血脂，枳壳有调节胃肠功能、抗胃溃疡等药理作用，间接发挥对肾脏的保护作用。

祝铭[12]研究报道，甘露饮加减方可以明显改善慢性肾脏病4～5期湿热伤阴证患者恶心呕吐、口干咽干等临床症状；并且可以提高血红蛋白水平，改善营养状态；降低血清 TNF-α、IL-6、高敏 C 反应蛋白水平，改善微炎症状态；并且降低血清 SCr、BUN、胱抑素 C 水平，提高肾小球滤过率，保护残余肾功能。

（一）张琪病案

加味甘露饮治疗慢性肾衰竭

张某，男，65 岁，2017 年 6 月 8 日初诊。当地医院确诊为"慢性肾衰竭，心力衰竭"，为寻求中医药治疗来诊。患者 3 年前因乏力、胸闷于当地医院查血肌酐 240μmol/L，尿蛋白（＋＋），诊断为慢性肾衰竭、心力衰竭，住院给予对症治疗，具体用药不详，症状缓解，后间断服用尿毒清颗粒、金水宝胶囊等药物治疗，血肌酐降至 180μmol/L 左右。后间断于当地医院复查，血肌酐进行性升高，就诊前 1 周患者恶心、乏力于当地医院查血肌酐 690μmol/L，遂来我科诊治。既往患高血压 10 年，慢性肾衰竭、心力衰竭 3 年。

症见：口干，口中氨味，恶心欲呕，食少纳差，倦怠乏力，脘腹胀满，大便秘结，舌质红，苔黄腻，脉沉滑。

辅助检查：血常规示：红细胞 $3.84×10^{12}$/L，血红蛋白 79g/L；尿常规示：尿蛋白（＋＋＋），隐血（＋＋）；血生化示：尿素氮 26.26mmol/L，肌酐 718.6μmol/L，尿酸 576.8μmol/L，钾 5.2mmol/L；超声示：左肾 7.8cm×3.6cm×3.2cm，实质厚 1.0cm，右肾 7.6cm×3.3cm×4.0cm，实质厚 0.9cm。双肾弥漫性病变。

中医诊断：肾衰病（湿热伤阴）。

西医诊断：慢性肾衰竭，慢性肾炎。

处方：生地黄 15g，茵陈 15g，黄芩 10g，枳壳 15g，枇杷叶 20g，石斛 20g，麦冬 15g，甘草 15g，草果仁 15g，紫苏叶 15g，怀牛膝 20g，杜仲 20g，桑寄生 20g，胡卢巴 20g，女贞子 15g，白芍 20g，葛根 20g。7 剂，水煎服，日 1 剂，分 2 次温服。

二诊：2017 年 8 月 28 日。诉仍乏力，口干，时有呕恶，气短，面色白，腹胀，纳差，大便日行 1 次，便溏，舌质红，苔黄腻，脉沉滑。

复查结果：尿素氮 17.81mmol/L，肌酐 541.8μmol/L，尿酸 473.0μmol/L。前方减桑寄生、杜仲、女贞子、怀牛膝，加党参 20g，炒白术 20g，茯苓 15g，炒山药 20g，陈皮 15g，川芎 15g。

三诊：2017 年 9 月 4 日。患者乏力气短缓解，腰酸痛，时有呕恶、口干，面色无华，无腹胀，大便日 1 次，质可，舌质红，苔薄黄腻，脉沉滑。

复查结果：查血生化示：尿素氮 16.80mmol/L，肌酐 440.9μmol/L，尿酸 443.4μmol/L。于上方基础酌加怀牛膝 20g 温补肾阳与枸杞子 20g 滋助肾阴相伍，阴阳调济以助肾气，黄芪 30g 助化源益气补血，继服。

四诊：2017 年 9 月 27 日。患者乏力、腰酸痛、口干减轻，呕恶纳呆，大便日行 1 次，质可，舌质红，苔垢腻，脉沉滑。查血常规示：红细胞 $2.84×10^{12}$/L，血红蛋白 88g/L；尿常规示：尿蛋白（＋＋），隐血（＋）；血生化示：尿素氮 23.50mmol/L，肌酐 548.8μmol/L，尿酸 589.9μmol/L。方药：前方减牛膝、杜仲、枸杞子、川芎，加半夏 10g、神曲 20g 行气降逆、和胃止呕，丹参 20g 活血化瘀。

五诊：2017 年 11 月 8 日。服前方 10 剂后患者诸症减轻。查血常规示：红细胞 $3.87×10^{12}$/L，血红蛋白 92g/L；尿常规示：尿蛋白（＋＋），隐血（＋）；血生化示：尿素氮 21.67mmol/L，肌酐 388.9μmol/L，尿酸 419.7μmol/L。患者后应用加味甘露饮加减治疗 4 个月，上述症状均好转，血肌酐稳定于 450μmol/L 左右。

按：慢性肾衰竭患者脾的运化功能失常，常由湿浊化热致胃阴亏耗，不能下行降浊，致使脾胃不和，运化受阻，升降失常，而出现脾湿胃阴亏耗，湿热不得运行之证。湿浊毒邪内蕴化热，日久伤及胃阴，脾胃不和，胃气上逆，故呕恶，食少纳差；湿热熏蒸于上焦，故口中氨味；湿热阻于中焦，气机失畅，故脘腹胀满；热盛津伤，煎灼津液，津不上濡，故口干；胃阴不足，肠道干涩，传导失司，故大便秘结。舌红，苔黄腻，脉沉滑均为湿热伤阴之象。张琪教授受前贤张景岳补肾治先天和李东垣补脾治后天的影响，强调补脾肾理论，其中尤为强调脾胃在慢性肾脏病中的作用。张琪教授认为疾病的发生、发展以及转归均是正邪相争的结果，脾胃运化气血的水谷精微是正气的重要组成成分。"四季脾旺不受邪"、"脾胃内伤，百病由生"、"脾胃之气既伤，而元气亦不能充，而诸病之所由生也"。慢性肾脏病病程较长，病根沉痼，临床表现差别很大，轻者可无明显症状，重者表现为浮肿、血尿、蛋白尿、高血压危象、心力衰竭等，甚则危及生命。其病变范围广，常涉及肺、脾、肾、三焦等不同脏腑，且多经中西药治疗，每呈虚实并见、寒热错杂之势。张琪教授治疗慢性肾脏病，在注重辨证论治、辨病与辨证相结合的前提下，强调脾胃失调在慢性肾脏病中的作用，善于以脾论治慢性肾脏病。张琪教授常在此方基础上加减变化，血瘀表现重者加活血化瘀药，如桃仁、丹参、红花、赤芍等；热较甚呕吐明显者加竹茹、芦根、半夏清热降逆止呕，旋覆花、代赭石重镇降逆止呕；如脾阳不振加干姜、公丁香温运脾湿助脾运；热甚便秘者加大黄、枳实、厚朴攻下泻毒导滞，给毒邪以出路；阴伤甚者加天花粉、知母、沙参等养阴清热；伴有脾气虚者加黄芪、党参健脾益气；兼有肾虚者加熟地黄、山萸肉、何首乌等以补肾。现代多用此方治疗阴虚夹有湿热的疾病，张老以此方治疗慢性肾衰竭辨证为脾胃湿热伤阴者效佳，故治疗慢性肾衰竭应重视顾护脾胃，调补后天之本，以资化源，促进肾功能的恢复。

（二）弟子医案

加味甘露饮治疗消渴病

杨某，男，56岁，2017年4月12日因"反复口干多饮，消瘦3个月余"就诊。

症见：形体肥胖，口渴多饮，饮不解渴，口中黏腻，口苦，倦怠乏力，消瘦，小便频数而混浊，手足心热，心烦，头晕，疲乏无力，纳差，大便偏干，舌红而干，苔黄厚而腻，脉滑数。

辅助检查：空腹血糖8.3mmol/L，餐后2h血糖11.4mmol/L，糖化血红蛋白8.6%，低密度脂蛋白胆固醇4.29mmol/L，尿常规正常，甲状腺功能7项正常。

中医诊断：消渴病（阴虚湿热内蕴）。

西医诊断：2型糖尿病。

处方：生石膏20g，知母15g，生地黄20g，山药20g，麦冬15g，茵陈15g，黄芩10g，枳实10g，枇杷叶15g，石斛15g，玄参15g，苍术10g，丹参20g。14剂，水煎服，日1剂。西药服用二甲双胍片0.5g，每日3次，口服。

二诊：2017年4月26日。口干多饮明显好转，饮水量减少，大便溏稀，尿黄好转，舌苔腻减退，脉细滑。

复查结果：空腹血糖6.3mmol/L。

处方：天冬15g，麦冬15g，玉竹10g，知母15g，山药20g，苍术15g，玄参15g，石斛15g，茵陈15g，黄芩10g，丹参20g，14剂。停二甲双胍。

三诊：2017年5月11日。体重增加1.5kg，口干多尿进一步减轻，大便每日1～2次，成形，小便时黄，无尿频，舌红少津，脉细。

复查结果：空腹血糖5.6mmol/L，餐后2h血糖7.8mmol/L。二诊处方去黄芩、茵陈，加生黄芪30g、葛根20g，14剂。

四诊：2017年6月1日。诸症改善，无明显不适。

复查结果：空腹血糖5.3mmol/L，餐后2h血糖8.3mmol/L，糖化血红蛋白7.6%，嘱按5月11日方，后将本方配成颗粒以巩固疗效，定期门诊监测血糖。

按：糖尿病在中医学上属于"消渴"的范畴，其发病与过量食用肥甘厚味、运动量减少等因素关系密切，湿热内蕴、阴津损伤和气机阻滞是早期常见的辨证分型，但随着病情延绵和病程延长，患者多会出现气阴两伤和瘀血阻络，症见口干多饮、饮不解渴、尿频、尿少尿黄、大便干、舌红少津，与以口干、口渴欲饮、心烦面赤、手足心热、头晕乏力、多汗、舌红少津等症状为主的阴虚燥热型糖尿病较易区别，且临床治疗多坚持清热化湿、滋阴降火的原则，故上述病案中患者初诊时以甘露饮联合白虎汤加玄参、苍术、丹参专病专药入手，苍术、玄参乃施今墨常用药对，有较好的降糖效果。其中生地黄具有补益胃肾之阴的作用，知母、麦冬、玄参和石斛具有滋阴润燥的作用，生石膏具有清热解毒的作用，茵陈和黄芩具有清热祛湿的作用，全方具有养阴清热利湿并举的组方特点。本案中西并用，不仅有效控制了患者的血糖，还使患者口干多饮等明显好转，后续复诊时，湿热已退，去清热利湿之黄芩、茵陈、枇杷叶、枳实，加生黄芪、葛根以气阴两虚并治收功。

（周　敏　林启展）

参 考 文 献

[1] 李向新，王铁良.甘露饮加减治疗慢性肾衰竭临床观察 [J].内蒙古中医药，2011，30（13）：3-4.

[2] 罗燕楠.甘露饮加减治疗糖尿病湿热证的体会 [J].中国中医药信息杂志，2002（8）：59.

[3] 薛莉君，万东，王红利，等.地黄提取物改善贫血大鼠记忆及其机制 [J].中国科学：化学，2011，41（6）：1024-1030.

[4] 刘道刚，曾敏，高洪燕，等.生、熟地黄缓解肾间质纤维化的作用及其机制研究 [J].中药材，2015，38（12）：2507-2510.

[5] SHI J，WU G，ZOU X，et al. Enteral baicalin，a flavone glycoside，reduces indicators of cardiac surgery-associated acute kidney injury in rats [J]. Cardiorenal Medicine，2019，9（1）：31-40.

[6] CHEN Y，ZHENG Y，ZHOU Z，et al. Baicalein alleviates tubular-interstitial nephritis in vivo and in vitro by down-regulating NF-κB and MAPK pathways [J]. Braz J Med Biol Res，2018，51（10）：e7476.

[7] CAI Y，MA W，XIAO Y，et al. High doses of baicalin induces kidney injury and fibrosis through regulating TGF-β/Smad signaling pathway [J]. Toxicology and Applied Pharmacology，2017，333：1-9.

[8] HET B，HUANG Y P，YANG L，et al. Structural characterization and immunomodulating activity of polysaccharide from dendrobium officinale [J]. International Journal of Biological Macromolecules，2016，83：34-41.

[9] 侯燕，周雪，乐娜，等.霍山石斛对肾阴虚小鼠血清 IL-2、IL-6 及抗氧化作用的实验研究 [J].世界中医药，2019，14（2）：340-344.

[10] SAJID M，KHAN M R，SHAH N A，et al. Proficiencies of against Artemisia scoparia CCl₄ induced DNA damages and renal toxicity in rat [J]. BMC Complementary & Alternative Medicine，2016，16（1）：149.

[11] LIU Y，ZHANG W，XU C，et al. Biological activities of extracts from loquat（Eriobotrya japonica Lindl.）：A review [J]. International Journal of Molecular Sciences，2016，17（12）：1983.

[12] 祝铭.甘露饮加减方治疗慢性肾脏病 4-5 期湿热伤阴证的临床观察 [D].哈尔滨：黑龙江省中医药科学院，2019.

第四节　中满分消饮

方药　人参 15g，白术 15g，炙甘草 10g，茯苓 15g，猪苓 15g，泽泻 15g，姜黄 15g，干姜 10g，砂仁 15g，陈皮 15g，半夏 15g，知母 15g，黄连 10g，黄芩 10g，枳实 15g，厚朴 15g。

用法　水煎服。

功用　健脾和胃，清热利湿，消胀除满。

主治　脾胃不和，湿热中阻证。常用于急慢性肾小球肾炎、肾病综合征、慢性肾衰竭等疾病。

方义　本方从中满分消丸化裁而来。方中药物组成不少，可看出该方主要由半夏泻心汤、六君子汤、枳术丸、四苓散等方综合加减而成。本方以黄芩、黄连为君药，皆味苦，性寒。黄芩善清上焦湿热，主清肺火。《本草经疏》："黄芩，其性清肃，所以除邪；味苦所以燥湿；阴寒所以胜热，故主诸热。诸热者，邪热与湿热也，黄疸、肠澼、泄痢，皆温热胜之病也，折其本，则诸病自瘳矣。苦寒能除湿热，所以小肠利而水自逐，源清则流洁也。"黄连善治湿火郁结，主清心火。《本草正义》："黄连大苦大寒，苦燥湿，寒胜热，能泻一切有余湿火……"若湿热在里，可以黄连清湿生之热，黄芩解热生之湿。二者配伍，可达清热燥湿、泻火解毒、消痞除满之效；佐以干姜温中散寒，为反佐药。《本草求真》："干姜其味本辛，炮制则苦，大热无毒，守而不走。"与黄连配伍，以合辛开苦降、寒热并调之意，既可防黄连苦寒直折，大伤胃气，又能降中上之火而不寒中。半夏辛散开郁，善降逆气，降气即能降火，与黄连、黄芩配伍，可达辛开湿浊散，苦降热邪除之效。方中人参、茯苓、白术、炙甘草、陈皮、半夏合为陈夏六君子汤，人参甘温益气，扶脾养胃、扶正补中；白术苦温，健脾燥湿、扶助运化；茯苓甘淡，合白术以健脾渗湿，陈皮辛温，顺气宽膈、理气化痰，配合半夏具有理气化痰，降逆止呕的功效；炙甘草甘温，益气、补中、和胃，以调和诸药；加知母以清热泻火，又可防苦寒伤阴，更为张琪教授频繁用于治疗当中；而砂仁温中健脾，行气和胃，可加强运化除湿之效；猪苓、泽泻以及茯苓乃为淡渗之物，其用全在利水，三物并用而不嫌于复，正如《伤寒论》中五苓散与猪苓汤组成。《本草思辨录》论："猪苓利水道，茯苓利小便，泽泻消水。内经三焦为水道，膀胱为水府，肾为三焦膀胱之主。合二者观之，得非猪苓利三焦水，茯苓利膀胱水，泽泻利肾水乎。猪苓者，枫之余气所结，枫至秋杪，叶赤如火，其无风自动，天雨则止，遇豪雨则暗长二三尺，作用与少阳相火正复无异。膀胱藏津液，非气化不出，茯苓色白入肺，能行肺气以化之。凡水草石草皆属肾，泽泻生浅水而味咸，入肾何疑。三物利水，有一气输泻之妙。水与热结之证，如五苓散、猪苓汤，若非三物并投，水未必去，水不去则热不除，热不消渴上中焦皆有之，或阴虚津亏而渴，或津被热烁而渴，或热与水结而渴。三物第利水以除热，何尝如人参栝蒌根有生津补阴之能。李氏谓淡渗之物，其能去水，必先上行而后下降，以仲圣用三物稽之，正不必过高其论也。"厚朴与枳实皆可破结实，除胀满。厚朴下行中有外散之趋势，且味厚而苦，从而破结除满；而枳实则是下行中有收敛凝聚之趋势，且味苦而酸，继而破结除满。姜黄辛散温通，功善行气，与砂仁配伍，共奏辛温行散，和中醒脾之功。

方药溯源 中满分消丸出自金代《兰室秘藏》，原方组成：白术、人参、炙甘草、猪苓（去黑皮）、姜黄各一钱，白茯苓（去皮）、干生姜、砂仁各二钱，泽泻、橘皮各三钱，炒知母四钱，炒黄芩（去腐炒，夏用）一两二钱，黄连（净炒）、半夏（汤洗七次）、枳实（炒）各五钱，厚朴（姜制）一两。上为细末，汤浸蒸饼为丸，如梧桐子大，每服100丸，空腹时服。参、术、苓、草以补脾胃，使气运则胀消也。干姜以益阳而燥湿。厚朴、枳实以行气而散满。知母以治阳明独胜之火润肾滋阴。黄芩、黄连以泻热而消痞。姜黄、砂仁以暖胃而健脾。半夏以行水而消痰。猪苓、泽泻以利脾肾妄行之水，升清降浊。陈皮以理气而和中。健脾和中，清热利湿治热胀。症见腹大坚满，脘腹胀痛，口苦纳呆，小便短赤，大便秘结，苔黄腻，脉弦数等。该方为李东垣治中满热胀方，"中满治法，当开鬼门，洁净府。开鬼门者，谓发汗也；洁净府者，利小便也。中满者，泻之于内，谓脾胃有病，当令上下分消其湿。下焦如渎，气血自然分化，不待泄滓秽"。而若长期饮食膏粱厚味，或食已便卧，损伤脾胃，致湿热之气不得施化，故见热胀，以通为用，治则为分消走泄，故创立此方。本方配伍特点是辛散、苦泄、淡渗药共用，祛邪佐以扶正之药，寓补脾于分消解散之中。

名医发挥 张琪教授认为，从慢性肾脏病发展到慢性肾衰竭，是一个漫长的病程。而中医基础理论则谈到病久容易阳损及阴，阴损及阳，阴阳互为交感。由此可知，慢性肾衰竭病情也往往涉及多个脏腑合病，往往是脾肾两虚，湿浊瘀血潴留。而且疾病的发展，脾肾两虚贯穿其始终。脾肾两虚、血络瘀阻、湿毒内蕴、虚实夹杂、正虚邪实为慢性肾衰竭病机演变的基本特征。治疗扶正气重在健脾补肾。《医宗必读》论"肾为先天之本"，与脾为后天之本相对而言，脾肾互济，则形充体健，肾精足因脾的运化得以滋养，而脾之运化又赖肾阳以温煦。祛邪气则在活血化瘀，化湿解毒泄浊。根据虚实夹杂，正虚邪实的主次，辨证用药。慢性肾衰竭本证为脾虚肾虚，症见腰膝酸软，四肢冰冷，纳差，乏力，便溏，嗳气，少气懒言等症。而脾气亏虚，则运化失常，气机失调，则见水湿内停，泛滥肌肤；肾阳亏虚，失于温煦，往往容易导致气化不利，升降功能障碍，继而三焦决渎失常，代谢产物如湿浊、水湿、痰浊困于内，郁郁蒸腾，继而蕴结化热。湿、热、毒蕴结，入侵血分，血络瘀阻，则症见腹胀不适，恶心呕吐，手足心热，皮肤瘙痒，胃纳减少，眠差，舌苔黄腻或舌紫瘀暗，舌络扩张，脉弦等症。

张琪教授根据慢性肾衰竭病因病机特点总结出 8 种治法，其中有一治法是清热利湿分消法，针对本病脾胃不和，湿热中阻，清浊混淆，水气内停之证，用中满分消丸化裁。虽然中满分消丸目前在临床上常用于治疗肝硬化腹水、非酒精性脂肪性肝病等疾病，但张琪教授立足脾肾相关理论，脾为后天之本，肾为先天之本，生理上相互资助，相互促进，病理上相互影响，"肾安则脾愈安，脾安则肾愈安"，提出调脾补肾为治疗慢性肾脏病的核心治则，"调脾"从虚实辨证出发，配合气机调畅，"补肾"重视肾为水脏，阴阳互根。张琪教授推崇"水为万物之源，土为万物之母，二脏安和，则一身皆治，二脏不和，则百病丛生"的理论。中医治病重视胃气，"有胃气则生，无胃气则死"。脾胃为中土，气机升降的枢机，肝木的升发有赖于脾气之升清，肺金的肃降赖于胃气的和降。《圆运动的古中医学》把脾胃和肝、心、肺、肾的关系比喻为轴和轮的关系。中土如轴，旋转于内；肝、心、肺、肾四维如轮，升降于外。

慢性肾衰竭的病机关键在于脾肾两虚，而中土的升清降浊为水液代谢之枢纽，脾失升清则湿浊内阻中焦，水湿运化失司，水湿内停故见腹胀满，浮肿，小便少。胃失降浊则郁热于内，从热化则湿热中阻，气机不得施化，可见恶心呕吐，不能食，口苦，手足心热，便秘，舌红苔黄腻，脉弦滑，张琪教授认为此时可通过调理脾胃使得胃纳功能正常，通过后天补充先天，促进脾肾功能的恢复，此时不可用温补刚燥重伤阴气，也不可重用阴柔滋腻以碍阳气。张琪教授每逢此症，特别强调分清寒热，属于湿热中阻致热胀者，最常用中满分消饮。中满分消饮重在分消走泄，以通为用，《黄帝内经》："湿淫于内，治以苦热，佐以酸淡，以苦燥之，以淡泄之。"叶天士《温热论》："再论气病有不传血分，而邪留三焦，亦如伤寒中少阳病也。彼则和解表里之半，此则分消上下之势。"张琪教授认为通过走而不守的药物在不同病位对不同病邪进行祛除，均属于分消走泄之法，可成为通利水道有效之法。

张琪教授应用中满分消饮治疗肾病时对该方的改动并不大，通常对于腹水较甚者，或高度浮肿，利尿剂效不显者，用中满分消饮加槟榔顺气行水，草果仁温中燥湿。他提倡运用中满分消饮时应注意辨虚实之邪孰轻孰重。如虚多实少，表现为胃脘胀满，疲倦乏力，少气懒言等症，可重用补益之参、草等药物。如实多虚少，表现为脘腹胀满严重，可侧重行气消胀之力，如加量厚朴、半夏等药物。

临床应用　张琪教授临床治疗慢性肾脏病症见浮肿，小便少，五心烦热，恶心呕吐，口干，舌质红苔腻，舌体胖大，脉弦滑者，方用中满分消饮。本方依据《黄帝内经》中满者泻之于内之说，以辛热散之，以苦泻之，淡渗利之，使上、下分消其湿。融泻心、平胃、四苓、姜朴于一方，分消疏利脾胃之枢机，湿热除，升降和调，则胀满自可蠲除。此法对水肿、腹胀满、口干苦、恶心、小便不利、血肌酐及尿素氮明显升高者有较好的疗效[1]。

甘肃省平凉市中医院对运用中满分消丸治疗腹水患者进行临床总结。纳入的 40 例腹水患者，均腹胀大如鼓，移动性浊音（＋），腹部彩超示大量腹水，舌苔黄腻，脉滑数，中医辨证属于湿热蕴结型，在西医对症处理基础上，均添中满分消丸为基本方的中医治疗，95%的患者的腹水可不同程度消退，且在改善症状方面，疗效显著[2]。

现代药理研究　目前，对于中满分消饮在慢性肾脏病的基础研究较缺乏。李亚楠等[3]认为，中满分消丸具有降血脂、调节免疫细胞活性、抗氧化、抗炎、清除自由基的作用，可能通过改善异常的"肠-肝轴"，即改善肠道功能，保护肠黏膜屏障，降低肠道通透性，减少炎症级联反应而起保护非酒精性肝损伤作用。肠道菌群与慢性肾脏病联系密切[4]。肠道内菌群的紊乱与肠交感神经的刺激会导致肠道内一系列的损伤，如肠壁通透性的增加、肠黏膜炎症增加与上皮细胞的异常表观遗传修饰等。肠道的损伤又进一步导致血中代谢毒物的增加，血中代谢产物的变化会对包括心、肾、脑在内的多种器官有损伤。肾损伤时肾小球滤过率的降低，又会使血液中毒素增加。越来越多的证据表明，肠道菌群的调节在慢性肾衰竭的治疗中是一个极其重要的靶点。中满分消饮或许能通过调节慢性肾脏病患者的肠道菌群，控制炎症反应，减少肾衰竭患者的并发症及延缓肾病进展。我们需要更多的实验以验证中满分消饮的作用机制。

（一）张琪病案

中满分消饮治疗肾病综合征

李某，女，5 岁，1991 年 10 月 10 日初诊。既往 2 年前外地确诊肾病综合征，曾规律服用泼尼松等西药治疗，减药后易复发，寻求中医治疗。

症见：腹胀膨大，纳呆呕恶，口干口苦，尿黄赤，尿量少，手足心热，大便不爽，舌苔黄厚腻，脉沉。

辅助检查：尿蛋白（＋＋＋），尿红细胞 2～3 个/HP，颗粒管型 2～5 个/LP。

中医诊断：臌胀（脾湿胃热，湿热中阻）。

西医诊断：肾病综合征。

处方：川朴 10g，枳实 20g，黄连 20g，黄芩 10g，半夏 10g，陈皮 10g，茯苓 10g，知母 10g，泽泻 10g，砂仁 5g，干姜 5g，姜黄 5g，党参 10g，白术 5g，猪苓 10g，甘草 5g。水煎服，日 1 剂。

二诊：1991 年 10 月 16 日。诉尿量增多，1000ml/24h，胃纳好转，大便正常。予守上方。

处方：川朴 10g，枳实 20g，黄连 20g，黄芩 10g，半夏 10g，陈皮 10g，茯苓 10g，知母 10g，泽泻 10g，砂仁 5g，干姜 5g，姜黄 5g，党参 10g，白术 5g，猪苓 10g，甘草 5g。水煎服，日 1 剂。

三诊：1991 年 10 月 22 日。诉尿量继续增多，2000ml/24h，呕恶消失，复查尿蛋白：（±）～（＋），予守上方。3 个月后随访，病情稳定，尿蛋白转阴。

处方：川朴 10g，枳实 20g，黄连 20g，黄芩 10g，半夏 10g，陈皮 10g，茯苓 10g，知母 10g，泽泻 10g，砂仁 5g，干姜 5g，姜黄 5g，党参 10g，白术 5g，猪苓 10g，甘草 5g。水煎服，日 1 剂。

按：张琪教授认为慢性肾衰竭虽由于脾肾两虚，湿浊毒邪内蕴化热而致，"脾升则肾肝亦升，故水木不郁；胃降则心肺亦降，故火金不滞"，而此时中土湿热困阻，清阳不升，胃内湿热，影响其降浊受纳之功，即脾胃不和，升降失司，故可见腹胀膨大，纳呆呕恶，口干口苦，尿黄赤，尿量少，手足心热，大便不爽，舌苔黄厚腻，证属中满热胀，即脾胃不和，湿热中阻证，治以清热利湿，分消除满，故用中满分消饮加减治疗。《黄帝内经》："中满者，泻之于内，以辛热散之，以苦泻之，淡渗利之，使上、下分消其湿。"本方融合泻心、平胃、四苓、姜朴于一方，以黄连、黄芩苦寒泻之，以干姜、厚朴、砂仁、半夏辛热散之，此亦合辛开苦降之法。以猪苓、泽泻等淡渗利之，分消疏利脾胃之枢机，湿热除，升降和调，则胀满自可蠲除。

（二）弟子病案

中满分消饮治疗肾病综合征

黄某，男，2017 年 1 月 6 日因"反复双下肢浮肿、腹胀 8 个月，发现血肌酐升高 4 个月"至广东省中医院总院肾病科住院，既往完善检查提示"三高一低"，诊断为肾病综合征，肾穿病理提示：局灶节段性肾小球硬化症 [局灶性节段性肾小球硬化症（FSGS），NOS 型]。予激素＋环磷酰胺治疗后，水肿、腹胀未见明显改善。

症见：疲倦乏力，颜面、双下肢轻度浮肿，腹胀，口干口苦，无胸闷气促，无腹痛腹泻，纳差，夜眠一般，小便量可，夹有泡沫，大便调，舌暗红，苔黄厚腻，脉细滑。

中医诊断：水肿（气阴两虚，湿热瘀阻）。

西医诊断：肾病综合征（FSGS）。

处方：黄芪 30g，太子参 15g，白花蛇舌草 15g，盐山萸肉 10g，山药 15g，玉米须 20g，生地黄 15g，牡丹皮 15g，茯苓皮 30g，泽兰 15g。水煎服，日 1 剂。

二诊：服药 7 剂，颜面、双下肢浮肿较前稍缓解，口干口苦，腹胀满明显，纳差，眠一般，小便夹有泡沫，大便调，舌暗红，苔黄腻，脉细滑。

处方：党参 15g，白术 15g，茯苓皮 30g，甘草 5g，陈皮 10g，法半夏 10g，砂仁 10g（后下），枳实 10g，厚朴 10g，猪苓 15g，泽泻 15g，黄芩 15g，黄连 5g，知母 15g，姜黄 15g。水煎服，日 1 剂。

三诊：服药 7 剂，颜面、双下肢浮肿改善，腹胀满症状明显改善，口干口苦症状改善，胃纳较前增多，出院后定期门诊随诊。

按：患者入院初诊，以口干口苦，颜面、双下肢浮肿为主症，苔黄厚腻，辨证为气阴两虚，湿热瘀阻，故以益气养阴，清热利湿，活血化瘀为治法，拟方参芪地黄汤加减。二诊以腹胀满为主要症状。林启展教授查房后指出，患者水肿诊断明确，虽云肾为主水之脏，但询问患者病史，反复有腹胀症状，水肿起于腹胀，此乃脾虚在先，后延及颜面、下肢，久病及肾，故脾肾皆虚，先后天两本皆已受累，所治疗甚难。对于水肿，《脉经》云"浮大易治，微细难痊"，浮沉相对，末句虽未言及沉，但沉脉之意已在其中，诊患者之脉象虽细滑，但不沉，中取即可得之，感之规律，胃气不衰，根气未败，故此时急当祛邪以安正为要。《素问·至真要大论》云："诸湿肿满，皆属于脾"，"诸胀腹大，皆属于热"。结合患者舌脉，辨证属脾虚湿阻化热，以健脾行气，清热利湿为法。只要认识到慢性肾衰竭病程中出现中满的病机，便可效仿张老喜用中满分消饮加减之法。

张老中满分消饮，实则李东垣之中满分消丸，追溯其源，乃是遵仲景半夏泻心汤辛开苦降之配伍方法，将其药物组成全部纳用。李东垣《兰室秘藏》云："中满治法，当开鬼门，洁净府。开鬼门者，谓发汗也；洁净府者，利小便也。中满者，泻之于内，谓脾胃有病，当令上下分消其湿"，"此胀亦是热胀，治热胀者，分消丸主之"。该方以辛散、苦泻、淡渗之药配伍而成，厚朴、枳实、姜黄苦温开泻，行气除满；黄芩、黄连、生姜、半夏辛开苦降，顺畅气机，分理湿热；知母泻火滋阴润燥；泽泻、茯苓、猪苓、白术理脾渗湿；陈皮、砂仁佐以扶正，寓补脾之法于分消之法中。诸药合用，共奏健脾行气，泻热利湿之功。

（陈国伟　林启展）

参 考 文 献

[1] 徐大基，林启展，陈彩凤. 张琪教授"保元降浊八法"治疗慢性肾衰的学术思想探讨 [J]. 福建中医药，2004（2）：3-4.

[2] 刘永秀. 中满分消丸治疗湿热蕴结型腹水 40 例临床报道 [J]. 甘肃中医，1997（5）：22-23.

[3] 李亚楠，梁得稳，高望. 从肠-肝轴角度浅析中满分消丸对 NAFLD 的调节作用 [J]. 湖南中医杂志，2019，35（8）：107-108.

[4] 张秀秀，李晴，曹腾莉，等. 肠道菌群与脑-肠-肾轴在慢性肾病中的研究进展 [J]. 药学研究，2019，38（6）：355-358.

第五节　平胃化湿汤

方药　草果仁 15g，苍术 15g，半夏 15g，厚朴 10g，紫苏叶 15g，砂仁 15g，陈皮 15g，甘草 5g，芦根 15g，竹茹 15g，生姜 15g，茯苓 15g。

用法　水煎服。

功用　芳香醒脾，利湿化浊。

主治　湿浊内蕴证。常用于慢性肾衰竭辨证属脾阳不振、湿浊中阻，症见疲倦纳呆、食少不化、脘腹胀满、恶心呕逆、四肢湿冷、舌苔白腻、脉沉滑等。

方义　本方在温胆汤基础上合平胃散化裁而来。君药苍术、草果仁燥湿健脾，兼能行气、温中，为脾胃寒湿主药。臣以厚朴、砂仁性燥化湿，行气除满；佐以陈皮理气和胃，芳香醒脾，以助苍术、厚朴之力。陈皮、半夏、茯苓、甘草又实则燥湿化痰，理气和中之二陈汤。竹茹、芦根清热除烦止呕，紫苏叶行气和胃止呕，生姜温中止呕，共同扭转中枢气机之紊乱。最后，使药以甘草、生姜甘缓和中，调和诸药。

因脾胃为气机升降枢纽，湿阻中焦，则气机不畅，故方中以草果仁、苍术、砂仁燥湿运脾、醒脾除湿；厚朴、紫苏叶行气除满，化滞消痞；芦根佐竹茹以降逆止呕，开胃土之郁，安胃不伤胃；辅以姜、草和中培土，使水湿无以留聚。全方无一健脾之药，实则醒脾运脾，盖湿化则中土得复，气机得畅，水精四布，生化有源。

方药溯源　温胆汤最早出自南北朝名医姚僧垣《集验方》，后经唐代孙思邈《备急千金要方》及王焘《外台秘要》所引载 [1]。原方药物组成：生姜四两、半夏二两（洗）、橘皮三两、竹茹三两、枳实二枚（炙）（《千金方》卷十二作二两）、甘草一两（炙）。主治"大病后，虚烦不得眠，此胆寒故也"。至宋代陈无择在其《三因极一病证方论》卷九《虚烦证治》及卷十《惊悸证治》中亦载有温胆汤方，"半夏汤洗七次，竹茹、枳实麸炒、去瓤，各二两，陈皮三两，甘草一两炙，茯苓一两半，上制为锉散，每服四大钱，水一盏半，姜五片，枣一枚，煎七分，去滓，食前服"[2]。由其组方可见，陈氏温胆汤是在《千金方》温胆汤基础上减生姜量，加大枣、茯苓，因而温性之力减，而健脾渗湿之效彰。其病机亦有所延伸，主"气郁生涎，涎与气搏"。据此，温胆汤主治由"温胆化痰"衍化为"理气化痰"，这对后世医家产生深远影响，以至《三因极一病证方论》温胆汤成为后世习用之方，随证变法。

清代叶天士对温胆汤则有进一步发挥，广泛用治时邪。叶氏认为"气病有不传血分，而邪留三焦，亦如伤寒中少阳病也"。而三焦为人身水气津液上下出入之通路，如《素问·灵兰秘典论》云"三焦者，决渎之官，水道出焉"；《难经·六十六难》云"三焦者，原气之别使也，主通行三气，经历于五脏六腑"，且相火流行三焦，故三焦受邪，易生气滞、水停、热郁。是故，叶氏用温胆汤之"走泄"调畅三焦气机，如《温热论》谓"分消上下之势"。其中"走"者如半夏、陈皮之品，辛宣流动，舒展气机；"泄"者既有竹茹、枳实之"降泻热邪"，又有茯苓之"渗泄湿邪"。张琪教授受此启发，其认为慢性肾衰竭多数水液潴留，化毒、化郁，因而借用温胆汤灵动开郁之性，化裁运用，创平胃化湿汤芳化湿浊。

名医发挥　张元素尝谓："运气不齐，古今异轨，古方今病，不相能也。"张琪教授强调，临床病证复杂多变，临证当随机应变，抽丝剥茧，抓住主要矛盾及关键病机，机圆法活，通达权变。张老认为慢性肾脏病的关键病机在于脾肾虚损，继而逐渐出现湿浊稽留、成毒、成瘀等标实之象[3]。其中，湿浊中阻是慢性肾脏病发展过程中的重要病理环节。

中医认为水液的代谢是一个复杂的生理过程，涉及脾的运化输布、肺的通调水道、肾的蒸腾气化和三焦的疏泄决渎。《素问·经脉别论》对此已有经典的描述："饮入于胃，游溢精气，上输于脾，脾气散精，上归于肺，通调水道，下输膀胱，水精四布。"而这一过程有赖于三焦的疏泄决渎，方能"水道出焉"。慢性肾脏病由于病程日久，常致脾肾亏虚，脾虚运化不及，肾虚蒸腾无力，水液内停，化生湿浊、痰饮，弥漫三焦。脾为太阴湿土，喜燥恶湿；湿浊中阻，最易困脾，影响脾胃纳运功能，中焦升降逆乱，三焦气化失常，如此则湿浊进一步聚生，形成恶性循环。

慢性肾衰竭临床常出现头昏体重、烦闷、恶心呕吐、胃脘胀满、口气腥臭（尿素味）、舌苔白腻、脉缓等脾为湿困的表现，张琪教授认为遇此症候群，治疗上当化湿醒脾为要，投以芳香化浊药物，方能恢复脾土运化功能，临床常用平胃化湿汤芳香醒脾、利湿化浊。张琪教授将平胃散与温胆汤合二为一，其中，特别强调草果仁和苍术两味药。

草果仁药性辛开，张老多年临床观察发现此药对湿浊困脾的慢性肾衰竭特别有效，其应用灵感来源于治疗热性病的达原饮。达原饮本是治疗瘟疫初起，邪伏膜原，湿遏热伏，高热不退，或寒热往来的方剂，方中以辛烈气雄之草果仁除伏邪盘踞，效果尤佳。受此启发，张老认为治疗慢性肾衰竭毒素蓄积，湿毒内蕴，非辛开药物不能化，故用草果仁开浊化湿。

苍术首载于《神农本草经》，当时不分苍、白，统称"术"，直至李时珍《本草纲目》才将苍术、白术分得比较详细。白术健脾为主，适用于脾虚证，如四君子汤、归脾汤等都用白术。苍术则偏于燥湿，且能开郁，朱丹溪说苍术"总解诸郁"，如越鞠丸治气、血、痰、火、湿、食六般郁，其中苍术则是用于治湿郁。古人认为，苍术性味苦温辛烈，有祛秽辟疫之功，《本草纲目·第十二卷》记载："能除恶气，古今病疫及岁旦，人家往往烧苍术以辟秽气。"《本草从新》曰："为除邪气之上品，辟一切岚瘴邪恶鬼气，阴湿处焚之佳。"慢性肾功能不全多数是水液失于输布，留滞体内化毒、化郁所致，张琪教授在总结古人认知及基于多年临床经验基础上，认为用苍术化湿开郁效果尤佳。

张琪教授常教导，临床用方遣药务必运用中医思维详辨病机，随症加减，切勿拘泥于一方到底。如在应用平胃化湿汤治疗过程中，出现口干、口苦，舌质干，应考虑湿郁化热，用药上可加黄芩、黄连，以泻热除湿。中医以药性之偏疗病体之偏，纠枉过度亦为患。慢性病常治疗时间漫长，用药应详细斟酌消补温清力量配比，防止出现温补过于刚燥，滋养过于柔腻，清泻过于攻伐，如此才能阴平阳秘、补偏救弊[3]。

临床应用　以平胃化湿汤为方名的案例报道或临床试验暂未见发表，但有以温胆汤加减治疗慢性肾衰竭的临床应用。黑龙江中医药大学研究生孙宇婷开展一项评价加减温胆汤治疗慢性肾脏病3～4期的临床试验。80例慢性肾脏病脾肾气虚兼湿热证患者被随机分为治疗组和对照组。治疗组在基础治疗上应用加减温胆汤，对照组在基础治疗上应用肾衰宁片。治疗周期为4周。结果显示：①治疗组总有效率为85.00%，对照组总有效率为76.32%，治疗组优于对照组（$P<0.05$）。②两组治疗后中医证候总积分，各项中医证候积分较治疗前均有降低，在改善倦怠乏力、腰膝酸软、食少纳呆、恶心呕吐、口干口苦、口中黏腻以及大便不实等症状方面，治疗组优于对照组（$P<0.05$），在改善肢体困重与脘腹胀满症状方面治疗组与对照组无明显差异（$P>0.05$）。③两组治疗后患者血清二氧化碳结合力较治疗前均有升高，且治疗组优于对照组（$P<0.05$）。④两组治疗后患者血清肌酐、血清尿素氮、肾小球滤过率较治疗前均有改善，且治疗组优于对照组（$P<0.05$）[4]。

现代药理研究　湿浊之邪是慢性肾衰竭发生发展过程中的常见病理产物之一，临床常见脘闷纳呆、恶心呕吐、口气臭秽、舌苔厚腻等，是血液中大量代谢废物蓄积的结果。近年来，肠源性尿毒素在慢性肾脏病进展中的作用日益得到重视，其理论基础源于肠道菌群研究的深入。人体胃肠道寄居着400～500种微生物，其数量高达10^{14}个，如此庞大的微生物群落好比人体后天获得的"器官"，在宿主代谢、消化、营养及免疫等方面发挥重要的作用[5-6]。正常情况下，肠道微生态系统与人体及外界环境始终保持一种相对平衡的状态，以维系机体的健康，一旦这种平衡被打破，肠道菌群失调，便会引起疾病的发生。慢性肾衰竭患者肠道菌群在数量、构成及分布上与健康个体有巨大差异，这种病理状态导致胃肠道菌群产生一系列毒性物质，加之肠道黏膜屏障功能受损，增加了这些毒素的吸收，诱导机体出现免疫紊乱和炎症状态，进而导致病程的迁延和进展。越来越多的研究表明，肠源性毒素与肾脏病进展和各类并发症的发生有密切关系[7]。

中医认为，脾为后天之本，气血生化之源，所谓"正气存内，邪不可干"，脾气旺盛，则气血充沛，抗邪有力；脾弱则运化不及，气血亏虚，邪气作祟。脾的这种"运化"和"抗邪"功能与肠道菌群对机体代谢和免疫功能有相似之处，后者可能是中医脾生理功能的生物学基础[8]。基于此，中医从脾论治慢性肾脏病是有一定理论依据的。

纵观平胃化湿汤治法组方，以运脾化湿为主，而细剖其各单体中药组分的现代药理学研究，大多能调节胃肠动力、保护胃黏膜、抗炎抑菌、抗氧化应激等。慢性肾衰竭患者多数存在胃肠动力受损，表现为胃排空障碍、结肠运送时间延长。这种病理状态，为肠源性尿毒素的蓄积和转移带来便利条件。现代研究发现，草果仁[9]、法半夏[10]、厚朴[11]、砂仁[12]等理气化湿类中药，能通过加强胃肠蠕动，减轻终末期肾病患者胃肠道症状，同时缩短毒素在胃肠停留时间，从而减少肠道毒素的吸收。胃肠黏膜损伤是慢性肾衰竭发展至中晚期的另一常见病理表现。据报道[13]，尿毒症患者的胃十二指肠黏膜损伤发生率明显高于肾功能正常的患者或肾移植患者。黏膜的损伤一方面使消化道糜烂溃疡、消化道出血等不良事件的发生率增加，另一方面又导致肠道屏障功能受损，肠道细菌及其释放的内毒素可侵入血液循环，进一步诱发全身系统性炎症[14]。现代药理学分析已证实了苍术[15]、厚朴[11]、法半夏[10]、砂仁[12]及生姜[16]在抗胃溃疡、保护胃黏膜等方面的作用。如生姜可刺激胃黏膜合成和释放具有细胞保护作用的内源性胃蛋白酶原，从而保护胃黏膜免受损伤[16]；苍术粉末对胃溃疡大鼠具有较好的抗溃疡特性，其作用可能与下调 IL-6、IL-8、INF-α 和前列腺素 E_2（PGE_2）等炎症因子活性有关[15]。石振国等[17]发现茯苓多糖可减轻急性胰腺炎大鼠肠道屏障功能受损和炎症反应，其机制可能与抑制 JAK2/STAT3 通路相关。此外，茯苓多糖尚可调节实验小鼠肠道黏膜免疫系统，恢复环磷酰胺诱导的小鼠 T、B 淋巴细胞亚群比例的失衡[18]。

慢性肾衰竭患者存在明显的肠道微生态的改变，表现为乳酸杆菌、双歧杆菌等益生菌的减少，而肠杆菌、肠球菌等致病菌大量繁殖，同时十二指肠和空肠中的微生物数量明显增多。肠道菌群失调导致大量肠源性尿毒素在肠道产生并吸收入血，引起靶器官损伤，并影响疾病进程和预后[7]。如前所述，"脾"与肠道菌群对人体效应上存在某些相似之处，因此我们有理由进一步推测，肠源性尿毒素可能隶属于中医"湿浊"范畴。按照此逻辑，化湿运脾的中药可能具有调节肠道菌群的作用。事实上也的确如此，现代药理学的研究发现，张琪教授的平胃化湿汤大部分中药组分具备抗炎抑菌的药理作用。如苍术提取物对鸡大肠埃希菌耐药质粒可以起到消除剂作用[15]；厚朴及其提取成分具有广谱抑菌活性，对白色念珠菌最敏感，其抑菌机制可能是通过抑制金黄色葡萄球菌肠毒素 A 和肠毒素 B 的表达、增加活性氧的产生和破坏线粒体功能来诱导念珠菌的凋亡和坏死[11]；砂仁挥发油对部分细菌有一定抑制作用，包括金黄色葡萄球菌、大肠埃希菌、铜绿假单胞菌、粪肠球菌、肺炎克雷伯菌等[12]。

综上，张琪教授的平胃化湿汤以芳香化湿醒脾，恢复脾胃升降之枢纽，脾运则湿浊得化，气机得畅，津液得布，气血得生；其现代药理学基础可能在于通过调节胃肠动力、保护胃肠屏障、调节肠道菌群，减少肠源性尿毒素的产生和吸收，以延缓慢性肾脏病的进展。

（一）张琪病案

平胃化湿汤治疗慢性肾衰竭

覃某，女，60 岁，2010 年 4 月 12 日初诊。

既往高血压病史 20 年余，最高收缩压超过 180mmHg，服用硝苯地平控释片、美托洛尔控制血压。

2008 年发现尿蛋白阳性，血肌酐升高。2008 年 3 月血肌酐 216μmol/L，尿蛋白（＋），血红蛋白 102g/L。诊断为高血压肾损害，慢性肾衰竭。服用降压药、复方 α-酮酸片及中成药等药物治疗血肌酐逐渐上升。近半年来，患者觉食欲减退，有时恶心欲呕，在当地医检查：尿蛋白（＋），红细胞 2～3 个/HP，血肌酐 457μmol/L，尿素氮 20.4mmol/L，血尿酸 418μmol/L，二氧化碳结合力 19.4mmol/L，血红蛋白 104g/L。血压 150/90mmHg。遂来就诊。

症见：食欲差，恶心，时呕吐，脘腹胀满，舌淡红，舌苔白腻，脉沉滑。

中医诊断：慢性肾衰（湿浊内蕴）。

西医诊断：慢性肾衰竭，高血压 3 级，高血压肾损害，肾性贫血。

处方：陈皮 15g，法半夏 15g，茯苓 15g，甘草 10g，竹茹 15g，草果仁 15g，苍术 15g，厚朴 15g，紫苏叶 15g，砂仁 15g（后下），芦根 20g，山药 30g，白术 15g。

二诊：食欲稍改善，呕恶减少，舌淡红，舌苔白稍腻，脉沉滑。

继续以此方服用 1 个月，血肌酐波动于 354～402μmol/L。后续以院内制剂苏黄泄浊丸长期治疗。

按：慢性肾衰竭患者，肾气伤损，气化失权，湿浊内蕴，上犯脾胃。脾喜燥而恶湿，脾失运化则易化湿生痰，阻滞中焦，而出现恶心呕吐、嗳气、纳差等症。对于此证，张老采用温胆汤与平胃散合用化裁，屡屡获效，久而久之则形成了经验方，即平胃化湿汤。肾衰患者常有胃肠道症状，食欲不振是常见的早期表现。在复杂纷纭的病情中，张老抓住胃肠问题，芳香醒脾，利湿化浊，从而达到健运脾胃，斡旋中焦，调理升降气机之目的，使病情稳定。此案中，患者脾胃失运，湿浊内阻，不宜攻伐，而以草果仁、苍术、砂仁、二陈燥湿运脾，醒脾除湿；山药、白术、甘草和中培土；厚朴、紫苏叶行气消滞；芦根佐竹茹以降逆止呕，开胃土之郁，安胃不伤胃。脾胃功能得以健运，患者症状遂有明显改善，同时血肌酐水平也趋于稳定。后续再以益气扶正、泄浊解毒之法长期调治。

（二）弟子医案

平胃化湿汤治疗慢性肾衰竭

王某，女，67 岁，2015 年 1 月 6 日初诊。

既往 2 型糖尿病病史 10 余年。

患者于 2014 年 5 月发现血肌酐升高，当时血肌酐 345μmol/L，血红蛋白 75g/L，尿隐血（＋＋），尿蛋白（＋＋＋）。2014 年 8 月 13 日复查血肌酐 497μmol/L，血红蛋白 72g/L；2014 年 11 月 4 日复查血肌酐 506μmol/L，血红蛋白 82g/L；2014 年 12 月 2 日复查血肌酐 473μmol/L，血钾 5.25mmol/L，血红蛋白 98g/L。患者肾功能逐渐恶化进展，遂前来就诊。

症见：疲倦乏力，身体困重，食少纳呆，时有恶心欲呕，腹部时有胀满，口干，偶有胸闷，小便量一般，大便溏结不调，舌红，苔白厚腻，脉沉细。

中医诊断：肾衰病（脾肾气虚，湿浊蕴阻）。

西医诊断：慢性肾脏病 5 期，肾性贫血，2 型糖尿病。

处方：草果仁 10g，苍术 15g，法半夏 15g，厚朴 15g，紫苏叶 15g，砂仁 5g（后下），陈皮 10g，甘草 10g，竹茹 15g，茯苓 15g，炒稻芽 30g，炒麦芽 30g。

二诊：2015 年 1 月 13 日。诉胃纳稍改善，偶有恶心欲呕，口干，口气臭秽，余症同前，舌红，苔薄黄腻，脉沉细。考虑口干、口气臭秽，且舌苔薄黄腻，有化热之象，故于前方基础上加大黄 10g（后下）以泻热除湿。

三诊：2015 年 1 月 20 日。病情稳定，守前方调治。

四诊：2015 年 1 月 27 日。精神良好，食欲改善，无恶心呕吐，口干减轻，诉腰部时有酸软，行走下肢乏力，舌红，苔薄白腻，脉沉细。慢性肾脏病中后期易出现肾阳虚衰，予前方去厚朴，加山萸肉、淫羊藿以温补肾阳。

处方：草果仁 10g，苍术 15g，法半夏 15g，紫苏叶 15g，砂仁 5g（后下），陈皮 10g，甘草 10g，竹茹 15g，茯苓 15g，炒稻芽 30g，炒麦芽 30g，大黄 10g（后下），山萸肉 15g，淫羊藿 15g。

五诊：2015 年 2 月 10 日。恶心欲呕好转，腰酸减轻，无胸闷，仍有乏力，稍恶寒，小便量一般，大便成形，舌淡暗，苔薄白，脉沉细。予前方去竹茹，加黄芪 15g 以健脾补气。

六诊：2015 年 2 月 17 日。腰酸乏力减轻，诉胃口一般，口干，大便偏干结，舌淡暗，苔薄黄腻，脉沉细。复查血肌酐 485μmol/L，血红蛋白 86g/L。予前方去砂仁，加积雪草 15g 以增强清热解毒、祛湿泄浊之效。

七诊：2015 年 3 月 3 日。诉大便好转，时有腰酸、活动时乏力，舌淡暗，苔薄白腻，脉沉细。患者病情趋向稳定，继续守前方，随症加减。

2015 年 5 月 11 日复查血肌酐 452μmol/L，胱抑素 C 3.96mg/L。患者肾功能稳定，继续随访，随症处方调理。

按：慢性肾脏病发展至后期，常表现为虚实夹杂、寒热交错，以脾肾亏虚为本，兼杂水湿、痰浊、毒瘀内生互阻。此时当遵循"实则泻之，虚则补之"的治疗原则，随病情变化，治疗有所偏重。湿浊、瘀毒是此阶段患者主要的病理产物。因湿浊酿生，中焦气化受阻，浊气不降，胃气上逆，而出现呕恶、纳差、口气臭秽、大便秘结；因气机不利，升降失常，而表现脘腹胀满、心下痞。舌淡、苔白（黄）腻则是脾胃湿困的佐证。针对此阶段患者，张琪教授常用平胃化湿汤芳香醒脾、利湿化浊。方中特别强调草果仁、苍术两味药，以其辛香燥烈，且苍术长于开湿郁，最适合祛除尿毒症患者毒素潴留所致的湿浊蕴郁。但芳化之药多温燥，长期应用有伤阴之弊，因此本案患者病程中出现口干、口气臭秽，大便干结，舌苔转黄等化热之象，故在处方时随症加予大黄、积雪草等以泄浊逐瘀、清热解毒。大黄是慢性肾衰竭治疗过程常用的药味，长于通腑泄浊、泻热逐瘀。近年来，随着"肠-肾轴"理论的提出，学者们越来越重视肠道微生态改变及肠道菌群紊乱在慢性肾脏病发生发展过程的致病作用。肠道微生态的改变导致肠道菌群产生一系列肠源性尿毒素，加之肠道黏膜屏障功能受损，增加了这些毒素的吸收，诱导机体出现免疫紊乱和炎症状态，进而导致病程的迁延和进展。而大黄涤荡肠腑的作用在现代医学表现为促进肠道蠕动，调节肠道菌群，减少肠源性尿毒素的吸收及蓄积等。当然，在使用时也应结合辨证，注意泻利有度，中病即止，以防耗伤正气。

慢性肾脏病中晚期最易出现肾阳不足，温煦乏源的阳虚证候。因阳气为人身气化之源头，故阳虚同时往往促进气、血、水运化不畅，后者在病程中亦会耗伤阳气，形成恶性循环。因此，本案患者过程中出现腰膝酸软、乏力、恶寒等阳虚证候，治疗时除以化湿醒脾为法，亦需兼顾调脾补肾，如此才能攻伐不致伤正，补虚不致碍邪。通过此案，也可体会到张琪教授临证应辨证施治，灵活用药，不可拘泥一方，导致矫枉过正的教导。

（林少勤 吴禹池 林启展）

参 考 文 献

[1] 马伯艳，秦佳佳，张福利. 浅论温胆汤之源流 [J]. 辽宁中医杂志，2007（3）：281-282.

[2] 陈言. 三因极一病症方论 [M]. 北京：人民卫生出版社，2007：164-197.

[3] 高燕翔，张琪. 张琪教授调脾补肾法治疗慢性肾脏病经验[J]. 中华中医药杂志，2015，30（8）：2786-2789.

[4] 孙宇婷. 加减温胆汤治疗 CKD3-4 期伴代谢酸中毒的临床研究 [D]. 哈尔滨：黑龙江中医药大学，2021.

[5] O'HARA A M, SHANAHAN F. The gut flora as a forgotten organ [J]. EMBO Rep, 2006, 7（7）：688-693.

[6] GUARNER F, MALAGELADA J R. Gut flora in health and disease[J]. Lancet, 2003, 361（9356）：512-519.

［7］王会玲. 肠源性尿毒症毒素与慢性肾衰竭进展及干预策略［J］. 中国中西医结合肾病杂志，2020，21（1）：79-81.

［8］邹川，吴禹池，卢钊宇，等. 从肠道菌群及其代谢探索从脾论治慢性肾脏病的理论和实践［C］//"新成果·新进展·新突破"中华中医药学会 2013 年学术年会、第三次中华中医药科技成果论坛论文集. 北京：中华中医药学会，2013：242-247.

［9］代敏，彭成. 草果的化学成分及其药理作用研究进展［J］. 中药与临床，2011，2（4）：55-59.

［10］黄凤英，高健美，龚其海. 半夏药理作用及其毒性研究进展［J］. 天然产物研究与开发，2020，32（10）：9.

［11］谭珍媛，邓家刚，张彤，等. 中药厚朴现代药理研究进展［J］. 中国实验方剂学杂志，2020，26（22）：7.

［12］李丽丽，田文仓，刘茵，等. 砂仁中化学成分及其药理作用的研究进展［J］. 现代生物医学进展，2018，18（22）：4390-4396.

［13］KHEDMAT H，AHMADZAD-ASL M，AMINI M，et al. Gastro-duodenal lesions and helicobacter pylori infection in uremic patients and renal transplant recipients［J］. Transplant Proc，2007，39（4）：1003-1007.

［14］吴禹池，许苑，苏国彬，等. 终末期肾病患者的消化道症状及其中医对策——基于黄春林教授病证结合学术思想的临证思路［J］. 中华中医药学刊，2017，35（3）：703-706.

［15］绪扩. 茅苍术化学成分及药理活性研究［D］. 北京：北京协和医学院，2017.

［16］叶刚飒，余书洪，杨卫芳，等. 生姜的有效成分与药理作用研究进展［J］. 浙江树人大学学报（自然科学版），2011，11（3）：24-27.

［17］石振国，苏锦，任永乐，等. 茯苓多糖对急性胰腺炎大鼠肠道屏障功能损伤和炎性反应的作用［J］. 海南医学，2017，28（3）：356-359.

［18］王青，胡明华，董燕，等. 茯苓多糖对免疫抑制小鼠粘膜淋巴组织及脾脏中 CD3$^+$和 CD19$^+$细胞变化的影响［J］. 中国免疫学杂志，2011，27（3）：228-231.

第六节　化　浊　饮

　　方药　大黄 10g，黄连 10g，黄芩 10g，草果仁 15g，藿香 15g，苍术 10g，紫苏叶 10g，陈皮 10g，半夏 15g，干姜 15g，茵陈 15g，砂仁 15g。

　　用法　水煎服。

　　功用　芳化湿浊，苦寒泻热。

　　主治　寒热错杂之胃痞证，常见于急性肾衰竭、慢性肾衰竭急性加重、尿毒症等疾病。

　　方义　方中以大黄泻热通腑，凉血解毒，逐瘀通经；草果仁辛温，燥湿除寒，二者为君药；黄芩、黄连、茵陈清热祛湿，泻火解毒，藿香、苍术芳香化湿健脾，陈皮、紫苏叶健脾行气祛湿，和胃降逆止呕，共为臣药；半夏、干姜为佐药，和胃消痞止呕，且防苦寒伤胃；砂仁、草果仁、藿香、苍术等芳香辛开，化浊除湿，配伍大黄、黄连、黄芩以苦寒泻热，降逆止呕，两类药共达辛开苦降之效，既不致苦寒伤胃，又无辛燥伤阴之弊，使湿热浊毒之邪得以祛除。本方寒热并用，辛开苦降，脾胃健运，气机升降有常，生化有源，邪有出路，正气来复。

　　方药溯源　本方为张琪教授自拟方。以半夏泻心汤合苏叶黄连汤合茵陈蒿汤合达原饮化裁。半夏泻心汤为《伤寒论》中经典的方剂,主治寒热错杂之胃痞之证;苏叶黄连汤出自清代温病大家薛生白之《温热经纬》,功用为清热化湿、和胃止呕;茵陈蒿汤亦为《伤寒论》中经典之方,取茵陈清湿热,大黄降浊毒之用;达原饮出自吴又可《温疫论》,取草果仁、黄芩燥湿清热。张琪教授综合诸方,统伤寒温病于一炉,化裁新方化浊饮,确能取得良好疗效。

名医发挥 慢性肾衰竭可表现为水肿、淋证、尿血等多种病症。其病程较长,病机错综复杂,既有正气耗损,又有实邪瘀滞,属本虚标实,虚实夹杂之证。张琪教授认为,正虚以脾肾两虚为主,邪实以湿浊毒蕴为主。脾虚运化失司,肾虚气化不利,水湿内停,湿浊不得外泄,升清降浊功能失常,湿浊内蕴,日久化热,酿成浊毒,浊毒入血,血络瘀阻为患,故临床常出现脘闷纳呆、食少呕恶、少寐烦热、舌苔垢腻或舌紫瘀斑等症。感染、误治、劳累、情志等因素容易使患者在慢性肾功能衰竭基础上出现急性肾衰竭,短期内出现肾小球滤过率迅速下降,血尿素氮、肌酐迅速上升。其病机为热毒血瘀,使慢性肾衰竭患者体内浊毒蕴结更甚,气血瘀滞更重,从而出现一系列急性加重的临床症状。

慢性肾衰竭急性加重期病情多较急重,表现为肌酐、尿素氮等毒物蓄积以及电解质紊乱等浊毒为主的临床时期,用此方以缓解病情,为治标之法。湿邪蕴结日久化热,或体内浊毒蕴结,则脾胃运化失司,形成湿热痰浊中阻之证,以恶心呕吐,腹胀不欲食,口气臭有氨味,大便秘结或不爽,或兼肢浮肿,舌苔厚腻少津,脉弦滑等为主要表现。

慢性肾衰竭急性加重,表现为湿邪蕴结日久化热,或体内脾胃素热与湿相互蕴结则脾胃运化受阻,形成湿热痰浊中阻,患者的并发症多、症状严重,涉及多脏腑,湿热、浊毒、瘀血等标邪日盛,病情多较急重,故当以祛邪为主,须寒温并用,调其升降,此时治疗应以调整脾胃升降,恢复脾胃功能为重点。

化浊饮是张琪教授总结多年临床经验,根据慢性肾衰竭的病机特点自拟的芳化湿浊、苦寒泻热的方剂。张琪教授认为大黄在患者湿浊毒邪症状明显的情况下辨证使用,效果较佳。大黄味苦、性寒,归脾、胃、大肠、肝、心包经,可泻热通肠,凉血解毒,逐瘀通经,用于慢性肾脏病患者,特别是肾功能异常患者,可以排除肠道毒素,清洁肠道,使邪有出路,降低氮质血症。故临床上可以根据患者的病情辨证使用,大黄一般醋炙后入药,用 10~15g,具体用量应根据患者大便次数加以调节,以每日 2~3 次为宜,不可使之过度,以期既能排出肠内毒素,又可清解血分热毒,而使邪有出路,而且通过泻下能减轻肾间质水肿,并常与活血祛瘀、芳化湿浊同用。使用大黄应控制泄下物为基本成形的软便,而不应为稀水,防过分泻下,损伤胃气。

张琪教授提倡运用化浊饮时应注意辨湿热之邪孰轻孰重。热重者,表现为口渴口苦、便秘、口臭、舌黄腻,应重用茵陈蒿、黄连、黄芩、大黄。芩连合用除心下痞满,有利于脾胃之运化。湿重者,多有恶心呕吐、胃脘胀满、口气秽臭、头昏身重、疲倦乏力、烦闷、舌苔白腻、脉缓,则重用化湿浊之草果仁、半夏、苍术、藿香等。

张琪教授在临床上对化浊饮的加减通常如下:热甚呕吐明显者加竹茹、半夏、代赭石清热降逆止呕;脾阳不振,脾虚湿困,纳呆者加干姜、丁香温运脾阳;阴虚口干明显者加天花粉、沙参、知母养阴清热;腹胀便干者加枳实、厚朴行气通便;伴有瘀血者加红花、丹参、葛根活血化瘀;阳虚明显畏寒肢冷则加制附子、淫羊藿、胡卢巴温补肾阳;贫血甚者加首乌、黄精补血养血。

　　临床应用　化浊饮/苏黄泄浊饮与苏黄泄浊丸主要为剂型的不同，一为汤剂，一为丸剂，实际上组成成分相同，因此为方便患者服用，临床上将汤剂制成丸剂，亦取得良好效果。

　　山东省东平县中医院肾内科将 2011～2012 年住院或门诊慢性肾衰竭符合湿热中阻，浊毒内蕴型氮质血症期患者 62 例，随机分为治疗组 30 例（常规疗法基础上加用苏黄泄浊丸每次 6 丸，每日 2 次），对照组 32 例（常规疗法基础上加用尿毒清颗粒剂每次 1 袋，每日 4 次），8 周为 1 个疗程。观测 8 周时的血脂变化。结果：治疗组对血清总胆固醇、低密度脂蛋白的改善明显优于对照组（$P<0.05$），苏黄泄浊丸在改善肾脏血流量，增加肾小球滤过率的同时，能够有效改善血脂异常[1]。

　　唐县人民医院中西医结合肾病科对苏黄泄浊饮治疗慢性肾衰竭的临床疗效进行观察，纳入肾功能衰竭患者 80 例，随机分为治疗组和对照组各 40 例，对照组给予常规治疗，治疗组在给予常规治疗的基础上加用苏黄泄浊饮口服，观察治疗前后患者临床表现及尿素、肌酐等情况。结果：两组患者治疗后尿素、肌酐均较治疗前明显改善，与治疗前比较差异有统计学意义（均 $P<0.05$），治疗组治疗总有效率高于对照组[2]。

　　黑龙江省中医药科学院为评价苏黄泄浊丸治疗慢性肾衰竭的临床疗效，将 60 例慢性肾衰竭、慢性肾脏病 3～4 期患者在基础治疗基础上，分为苏黄泄浊丸治疗组和尿毒清对照组，观察两组治疗后的有效率，治疗前后临床症状和体征，血清尿素氮、肌酐、血红蛋白、血钙、血磷、肾小球滤过率等实验室指标的变化情况。结果：苏黄泄浊丸能够减轻慢性肾衰竭患者的临床症状和体征，降低尿素氮、肌酐水平，升高肾小球滤过率水平，与对照组比较有显著性差异（$P<0.05$）；能够升高慢性肾衰竭患者血红蛋白水平，降低血磷水平、升高血钙水平，与对照组比较无显著性差异（$P>0.05$）；能够降低慢性肾衰竭患者的血、尿IV型胶原蛋白、转化生长因子-β_1（TGF-β_1）水平，与对照组比较有显著性差异（$P<0.05$）。苏黄泄浊丸联合西药常规治疗可有效改善慢性肾衰竭患者临床症状及肾功能，说明苏黄泄浊丸是改善肾衰竭患者临床症状、恢复肾功能、延缓病程进展的有效方剂[3]。

　　现代药理研究　慢性肾衰竭患者，血黏度增高，容易形成微血栓，苏黄泄浊丸方中药物具有抗血小板聚集，改善微循环以及调节生长因子，减轻肾间质纤维化的作用。苏黄泄浊饮能够改善肾脏血流量，提高肾小球滤过率的同时能够有效改善血脂异常[1]。

　　慢性肾脏疾病发展的最终阶段是慢性肾衰竭，其病理变化是肾脏纤维化，包括肾小球硬化和肾间质纤维化[1]。肾间质纤维化是多种病因导致的慢性肾脏病进展至终末期肾病的共同途径，抑制肾小管间质纤维化是保护肾脏的有效治疗策略。肾小管间质纤维化的病理特征是炎症细胞浸润、成纤维细胞激活及细胞外基质沉积。

　　动物实验研究结果显示苏黄泄浊丸能明显下调肾小球硬化大鼠肾组织 TGF-β_1 的表达（$P<0.01$），减少细胞外基质增生，进而减轻肾组织结构重构和肾小球硬化等病理改变，与已公认具有延缓肾小球硬化进程作用的贝那普利比较，其疗效差异有统计学意义（$P<0.05$）。经过苏黄泄浊丸药物治疗后大鼠间质病变减轻，肾小球硬化明显得到改善；其可减缓肌酐上升，改善肾衰大鼠肾功能[4]。

　　现代药理研究发现：黄连、大黄可以扩张血管，降低外周阻力，增加微循环，改善血液流变学，增加脏器的血液灌注。大黄一方面减少肠道对氨基酸的吸收，并使血中必需氨基酸浓度升高，利用体内氨基酸的分解产物（氨）合成蛋白质，从而使肝、肾组织合成尿素减少；另一方面，大黄还抑制蛋白质的分解，以减少血中尿素氮和肌酐的含量，并促进尿素和肌酐的排泄。黄连的成分黄连碱和 8-氧黄连碱对胃黏膜具有明显的保护作用。黄芩素通过启动转录因子介导抗氧化酶锰超氧化物歧化酶产生，清除超氧化物自由基和羟自由基，修复抗氧化应激的线粒体功能障碍。紫苏叶中的黄酮类成分可以有效地清除氧自由基，具有抗衰老作用。草果仁具有调节胃肠功能作用，水煎液均可拮抗由乙酰胆碱引起的小鼠腹痛，而在离体肠管活动中，有拮抗肾上腺素引起的回肠运动抑制和乙酰胆碱引起的回肠痉挛的作用。半夏的各种制剂，对去水吗啡、硫酸铜引起的呕吐，都有一定的镇吐作用。其镇吐作用机制是对呕吐中枢的抑制和启动迷走神经传出活动。因此，苏黄泄浊丸/饮还有可能通过改善肾脏灌注、抑制蛋白分解、抗氧化应激、调节胃肠功能紊乱等不同机制对慢性肾脏病发挥治疗作用。

（一）张琪医案

化浊饮治疗慢性肾衰竭

赫某，男，65 岁，2003 年 5 月 9 日初诊。

既往慢性肾小球肾炎病史 5 年余。

近半年来，出现食欲减退，有时恶心，于当地医院查血肌酐 545μmol/L 而来就诊。实验室检查：血肌酐 475μmol/L，尿素氮 25.4mmol/L，二氧化碳结合力 20mmol/L，尿蛋白（＋＋＋）；血红蛋白 100g/L。

症见：食欲差，有时恶心，口中氨味，胃胀满，大便秘结，舌干黄少津，苔厚腻，脉弦滑。

中医诊断：慢性肾衰（湿邪化热犯胃）。

西医诊断：慢性肾小球肾炎，慢性肾衰竭（失代偿期）。

处方醋炙大黄 10g，黄芩 10g，黄连 10g，草果仁 5g，藿香 15g，苍术 10g，紫苏 10g，陈皮 5g，半夏 15g，生姜 15g，茵陈 15g，甘草 10g。

二诊：服上方 10 剂呕恶、脘胀等均除，大便日行 1～2 次成形，继以此方化裁。

处方醋炙大黄 10g，黄芩 10g，黄连 10g，草果仁 1g，藿香 15g，苍术 10g，紫苏 10g，陈皮 5g，半夏 15g，生姜 15g，茵陈 15g，甘草 10g，砂仁 15g，熟地黄 20g。

三诊：连续服药 3 个月，血肌酐及尿素氮明显下降，复检血肌酐 200μmol/L，尿素氮 10mmol/L，血红蛋白 110g/L。食欲增，精神尤好，全身有力，舌苔转薄，脉弦，病情稳定，迄今远期疗效巩固。

按：慢性肾衰竭，湿浊潴留，郁而化热，湿热上蒸，脾胃升降失司，转输不利，症见胃脘胀满，恶心呕吐，口气臭秽，有氨味，舌苔厚腻，舌质淡而肥大，脉弦滑或沉滑。宜芳化湿浊、苦寒泻热。方中用大黄、黄连、黄芩苦寒泻热，草果仁、藿香、苍术等芳香辛开降浊除湿，配伍于一方，互相调济，既不苦寒伤胃，又无辛燥伤阴之弊，其功效在于使湿浊热毒之邪得以蠲除，用后肌酐、尿素氮下降，临床症状随之消除或缓解。二诊患者主要症状已除，为避免苦寒伤阴，加熟地黄滋阴护肾，以维持肾功能代偿良好作用。

（二）弟子医案

化浊饮治疗慢性肾衰竭

温某，男，53 岁，2015 年 12 月 21 日初诊。

既往双肾结石病史 10 余年。

2014年1月体检发现血肌酐134μmol/L，尿酸498μmol/L。2014年4月及11月因肾结石分别行右肾及左肾经皮肾镜下取石术，2014年12月10日查泌尿系彩超提示：左侧输尿管中段结石并左肾积液，左肾多发结石，右肾、膀胱未见异常。12月20日查肾功能：总二氧化碳结合力11.4mmol/L，尿素45.6mmol/L，肌酐1348μmol/L。12月22日住院行血液透析及相关治疗，经治疗患者感染控制，尿量尚可，透析前血肌酐690μmol/L。出院后回当地透析治疗。2015年12月21日复查血肌酐291μmol/L，停止透析。

症见：疲倦乏力，头晕，恶心欲呕，偶有双下肢乏力，四肢冰凉，腰酸，膝关节隐痛，纳眠可，二便可，夜尿1～2次，舌淡，苔白腻，边有齿痕，脉沉细。

中医诊断：慢性肾衰（脾肾气虚，湿热瘀阻）。

西医诊断：慢性肾脏病5期，高尿酸血症，双肾结石。

处方：草果仁10g，苍术15g，法半夏15g，厚朴15g，紫苏叶15g，砂仁5g（后下），陈皮10g，甘草10g，竹茹15g，茯苓15g，党参30g，黄芩30g，淫羊藿15g，菟丝子15g，土茯苓30g，鱼腥草30g。

二诊：2016年1月18日。诉恶心稍减，舌淡，苔微白腻，脉沉细。予守上方继续调治。

三诊：2016年5月16日。少许咳嗽咽干咽痛，无恶心欲呕，腰酸、四肢冰凉好转，腰酸、膝关节隐痛减轻，二便正常。舌胖淡有齿印，苔黄，脉沉细。复查血肌酐317μmol/L。处方调整为：

陈皮10g，茯苓15g，党参15g，淫羊藿15g，菟丝子15g，土茯苓30g，红花10g，积雪草15g，茵陈20g，黄芪15g，大黄炭15g，甘草10g，砂仁5g（后下），大黄10g，川芎10g，金银花15g，桔梗15g。

患者坚持治疗1年余，血肌酐呈稳定波动状态，恶心欲呕等症状好转。随访至今，患者肾功能稳定，血肌酐保持在300μmol/L左右。

按：患者恶心欲呕，舌苔白腻，为湿遏中焦、浊毒内阻之象，故用化浊饮加减治疗。导师张琪教授曾指出，运用化浊饮需辨湿热之轻重。此患者湿浊较重，热象较轻，故此案中，重用草果仁、苍术、法半夏、厚朴、紫苏叶、砂仁等祛湿化浊。患者四肢不温、腰酸、舌边有齿痕、脉沉细，为脾肾阳虚之象，治疗需兼顾其脾肾，故加用淫羊藿、菟丝子、党参、茯苓等补脾益肾；土茯苓解其浊毒，竹茹、黄芩、鱼腥草祛其标热。方药切中病机，故一诊后即见疗效，二诊守方继续服用，三诊患者症状已变，诉咳嗽咽干咽痛，因此用金银花、桔梗利咽解毒，舌淡胖有齿印，苔黄，脉沉细为脾肾亏虚之证，因此运用补脾肾泄浊毒之法治之，此亦为张老之学术思想。通过此案可了解运用化浊饮需根据患者个体情况辨证治疗，切不可一味清热泄浊，恐伤脾肾。林教授充分继承并发挥张老学术思想，灵活应用于临床，故收此显效。

（林嘉荣　黄佳蕙　林启展）

参 考 文 献

[1] 霍德永，万莹，项聿华，等. 苏黄泄浊丸治疗慢性肾功能衰竭对肾脏血流动力学的影响 [J]. 临床报道，2014（2）：220-221.

[2] 马民凯. 苏黄泄浊饮治疗慢性肾衰竭40例临床疗效观察 [J]. 四川中医，2016，34（11）：79-80.

[3] 刘娜，王立范，陈明，等. 苏黄泄浊丸对慢性肾脏病3、4期湿热内蕴证患者肾间质纤维化影响的临床

观察 [J]. 中医药信息，2019，36（4）：95-96.

[4] 迟继铭，刘春光，邰国明. 苏黄泄浊丸对肾小球硬化大鼠 TGF-β_1 及其受体 mRNA 表达的影响 [J]. 中国中西医结合肾病杂志，2014，15（11）：948-950.

第七节　加味归芍六君汤

方药　人参 15g，白术 15～20g，茯苓 15g，甘草 10g，半夏 15g，陈皮 15g，白芍 15～20g，当归 15g，制首乌 15g，砂仁 10g。

用法　水煎服。

功用　益气健脾，养血敛阴。

主治　脾肾虚衰，气血不足证。常用于慢性肾衰竭，临床以贫血表现为主者。症见面色无华，眼睑结膜、口唇、爪甲色淡，体倦乏力，气短懒言，纳少腹胀，腰膝酸软，或口淡不渴，大便不实，夜尿清长，舌淡嫩有齿痕，脉沉弱。

方义　本方从归芍六君汤加味而来，方中选用六君子汤调理脾胃，资助化源，补益气血。但其中人参甘温，白术苦温，半夏药性偏于燥，虽有茯苓之淡渗，甘草之甘平，整个方仍偏于燥，且重于补气，略于补血，予原方加当归、白芍二味药，白芍酸苦微寒，敛阴养血，柔肝理脾，当归为补血要药，且能润燥，二味药一则调和六君子汤之偏于燥，二则柔肝助脾胃运化，三则促进补血之功，助六君子以补血，使补血与补气并重。调护脾胃，促进进食，恢复营血之化源，可用于治疗肾性贫血。加何首乌补肝肾、益精血、乌须发、强筋骨，助归芍以益精血；砂仁化湿开胃、温脾止泻，助陈、夏行气健脾。体现了张琪教授"欲求阴阳和者，必求之于中气"的观点，临床颇有见效。

方药溯源　归芍六君汤出自《笔花医镜》卷二，原方药物组成：归身二钱，白芍二钱，人参一钱五分，白术一钱五分，茯苓一钱五分，陈皮一钱，半夏一钱，炙甘草五分。该方本为治疗脾阴虚弱、脾不统血导致的肠血等下血之证而设。"脾属土，中央黄色，后天之本也，下受命门之火，以蒸化谷食，上输谷食之液，以灌溉脏腑，故人生存活之原，独脾土之功为最大。然其性喜燥而恶湿，一受湿渍，则土力衰，而肝木即乘以侮之。位中焦，眼胞鼻准及四肢，皆其分野，与胃相表里，故其药略同，脾无表症，皆属于里。"

肠血等下血之证，辨证为脾阴虚弱，脾不统血，血失统摄而溢于脉外者可用此方。方中以六君子汤，人参、茯苓、白术、甘草、陈皮、法半夏益气健脾，调补后天脾胃之本，助运化以补益气血。本方以六君子汤为底，加当归、白芍，当归性甘辛温，功能补血活血，润燥，配合白芍酸苦微寒，有养血敛阴之效，这两味药合用以滋养脾阴，原六君子汤健脾益气，脾之气阴双补，加强健脾，以统摄气血，治肠血等下血之证。《成方便读》解释此方："以六君子为君，加当归和其血，使瘀者去而新者得有所归；白芍通补奇经，护营敛液，有安脾御木之能，且可济半夏、陈皮之燥性耳。"

名医发挥　归芍六君汤在临床上有着广泛的应用，比如癌症术后、化疗后脾胃气虚、癌症食欲不振、恶病质综合征、肝硬化肝炎转氨酶升高、功能性消化不良、胃脘痛、萎缩性胃炎等；而张琪教授拟加味归芍六君汤则主要应用于慢性肾衰竭贫血。异病同治，其根本在于这些疾病的本质都在后天之本脾胃的虚衰，气血生化不足，而致"脾胃虚衰、气血不足"的共同病机。

慢性肾衰竭通过活血泄浊等法治疗，一般可见血肌酐、血尿素氮下降，病情有所缓解，后续治疗应从本图治。其中以脾虚证候为主者，脾胃乃气血生化之源，脾胃伤则气血不足，临床表现为体倦乏力、气短懒言、不思饮食、脘腹胀满、泛恶作呕、大便不实、便秘或腹泻等。气血不足，不能施精于肾，肾藏精，肾脏受损又失去脾精的助益，从而导致肾精不足，临床表现为腰膝酸软、夜尿清长等。长久以后脾肾亏虚，精不化血，气血阴阳不足，张琪教授每逢此证，最常用加味归芍六君汤。对于慢性肾衰竭病程中出现贫血，临床表现出面色无华，眼睑结膜、口唇、爪甲色淡，舌淡嫩有齿痕，脉象沉弱者，可用归芍六君汤加制首乌补肝肾、益精血，补益肾精以生气血。对于各种疾病病机为脾胃虚弱者，可考虑用归芍六君汤。

临床应用　江苏省新沂市中医医院内二科对应用加味归芍六君汤治疗慢性肾衰竭肾性贫血的临床疗效进行观察和总结[1]。纳入肾性贫血患者 60 例，随机分为对照组（给予重组人促红细胞生成素）和治疗组（对照组的基础上给予加味归芍六君汤），比较两组治疗效果及治疗前后患者的血红蛋白、血细胞比容、血肌酐、血尿素氮水平。结果显示：相比治疗前，治疗后患者的血红蛋白、血细胞比容明显增高，血肌酐、血尿素氮明显降低。治疗组的改善情况明显好于对照组，治疗组的总有效率为 86.7%，显著高于对照组，差异具有统计学意义（$P<0.05$）。

现代药理研究　慢性肾衰竭时，肾性贫血的病机，包括促红细胞生成素（EPO）的分泌相对不足，引起红细胞生成减少；铁调素上调影响铁的吸收和释放；肾脏的氧感应机制受损，低氧诱导因子（HIF）稳定性不足；炎性细胞因子抑制骨髓中的红细胞生成、肾脏中 EPO 的生成，并刺激肝脏产生铁调素，影响铁的吸收和动员。

目前对单味药治疗肾性贫血的机制研究尚不充分，研究较多的中药有黄芪、当归、川芎、阿胶、绞股蓝等，中药复方如归脾丸、右归饮、龟鹿二仙膏等。而张老常用的归芍六君汤，主要是以养肝、调脾之治法去改善肾衰竭患者出现的与贫血相关的症状。其中，当归具有较多的现代药理研究证据。当归性味甘、辛、温，能补血活血，润肠通便。研究发现[2-5]，当归多糖延缓骨髓基质细胞衰老，增强细胞间黏附分子的表达，促进造血干细胞、造血祖细胞的增殖分化。当归多糖可能通过抑制 HIF-2α 蛋白降解，增加 HIF-2α 蛋白水平上调 EPO 基因转录或者通过改善炎症，缓解炎症对缺氧诱导 HIF 信号通路的抑制作用，从而刺激肾衰竭大鼠内源性肾脏和肝脏 EPO 的分泌。

肾性贫血在很大程度上依赖 EPO 的应用，又加之 HIF 脯氨酰羟化酶抑制剂（罗沙司他）新药投入临床使用，肾性贫血的治疗方面对中医药的需求相对有限。但对于未进入透析且经济能力有限的患者，仍不妨使用中医药以避免贫血日益加重，其在临床上仍然有重要的作用。

（一）张琪病案

加味归芍六君汤治疗慢性肾衰竭

王某，女，47 岁，1998 年 11 月 5 日初诊。当地医院确诊"慢性肾衰竭，慢性肾炎"。慢性肾炎病史 5 年余，经治疗病情稳定。近半年自感周身乏力，厌食，时有恶心，头昏沉，心烦，来门诊求治。

主诉：反复浮肿 5 年余，乏力 6 个月余。

症见：眼睑浮肿，腰酸，唇淡，便溏，每日 2～4 次，倦怠乏力，舌淡滑润，苔白，脉沉。

辅助检查：尿常规：尿蛋白（＋＋）；肾功能：血肌酐 445μmo/L，尿氮 21mmol/L，二氧化碳结合力 21mmol/L，血红蛋白 80g/L。

中医诊断：肾衰病（脾肾虚衰，阴阳气血俱虚）。

西医诊断：慢性肾衰竭，慢性肾小球肾炎。

中医治法：健脾化浊，益气补血。

处方：红参 20g，白术 15g，茯苓 15g，半夏 20g，陈皮 15g，白芍 20g，当归 15g，砂仁 15，草果仁 15g，公丁香 5g。水煎服。

二诊：服上方 10 剂，症状有明显改善，胃口可，每日进食 3～4 两，精神转佳，体力稍强，仍诉腰酸乏力。

处方：红参 20g，白术 15g，茯苓 15g，半夏 20g，陈皮 15g，白芍 20g，当归 15g，砂仁 15，草果仁 15g，公丁香 5g，熟地黄 20g，枸杞 20g，菟丝子 15g，女贞子 15g，淫羊藿 15g。

三诊：连服上方 45 剂诸症俱除，病情稳定，复查血肌酐 252μmol/L，尿素氮 9.0mmol/L，尿蛋白（＋），后以补脾肾活血方配制丸药服之。1999 年 3 月检查血肌酐 179μmol/L，尿素氮 6.0mmol/L，血红蛋白 115g/L，精神体力饮食俱佳，一直上班工作。

按：张琪教授认为经过活血泄浊等治法，慢性肾衰竭的血肌酐、血尿素氮可有一定程度的下降，病情可获得初步的缓解，随后就应缓缓图本。如以脾虚为主要证候的，治以益气健脾和中为法。此案患者倦怠乏力、头昏沉、眼睑浮肿、厌食、恶心、心烦、腰酸、唇淡、舌淡滑润苔白、脉沉即为脾肾虚衰、阴阳气血俱虚之象，可用归芍六君汤。张琪教授在归芍六君汤原方的基础上结合肾病的病机特点灵活加味。对于慢性肾衰竭贫血，常常加制何首乌补肝肾、益精血，砂仁化湿行气和胃。此案患者脾虚湿浊偏盛，故加草果仁燥湿化浊，并加丁香温中降逆，疗效颇佳。患者厌食、恶心等症状改善，提示脾胃虚弱有所恢复，而唯仍腰酸乏力，其肾虚仍较明显，予加熟地黄、枸杞、菟丝子、女贞子、淫羊藿等一众补肾填精之品，可谓把握病机，随证治之，得心应手。

（二）弟子医案

加味归芍六君汤治疗慢性肾脏病贫血

张某，男，48 岁，2018 年 11 月 26 日初诊。

患者于 2018 年 6 月在当地医院体检，发现血肌酐 203μmol/L，血尿酸 684μmol/L，伴血压升高（最高 165/95mmHg）。初步诊断为"慢性肾衰竭，高尿酸血症，原发性高血压"。给予培哚普利、氨氯地平片等降压治疗及生活方式调整。2018 年 6～10 月，血肌酐波动于 165～191μmol/L，血尿酸 462～576μmol/L。尿蛋白（±）。

现症：容易疲倦，偶有头晕，颜面、下肢无浮肿，四肢末端发冷、麻木感，无关节疼痛，纳眠可，二便调，舌淡红，苔薄白，脉沉细。

辅助检查：2018 年 11 月 26 日查血肌酐 158μmol/L，尿素氮 8.78mmol/L，血尿酸 511μmol/L，血红蛋白 102g/L。

中医诊断：肾衰病（脾肾虚衰，气血两虚）。

西医诊断：慢性肾衰竭，高血压病 2 级（高危组），高尿酸血症。

中医治法：补气养血，健脾化浊。

处方：党参15g，白术15g，茯苓15g，法半夏15g，陈皮15g，白芍20g，当归15g，甘草5g，川芎15g，薏苡仁30g，粉草薢15g，砂仁10g。水煎服。

二诊：服上方30余剂，患者感觉舒适，诸症均减轻，舌淡红，苔薄，微黄，脉沉细。2019年1月复查，血肌酐162μmo/L，尿素氮9.09mmol/L，血尿酸562μmo/L，血红蛋白106g/L。

处方：党参15g，白术15g，茯苓15g，法半夏10g，陈皮15g，白芍20g，当归15g，甘草5g，川芎15g，薏苡仁30g，绵茵陈20g，大黄炭20g，积雪草15g。水煎服。

其后患者执上方在当地自行取药服用。至2019年7月再来复诊，诉感觉良好，无特殊不适，可正常工作。复查血肌酐145μmol/L，尿素氮7.80mmol/L，血尿酸483μmol/L，血红蛋白110g/L。后继以健脾祛湿、补气养血、填精固肾等法治之。随访至今，病情稳定，近期血肌酐波动于130～135μmol/L。

按： 患者疲倦，头晕为脾肾虚衰、湿浊内生，困阻肌体头窍，日久气血不足，肌体筋肉清窍失于濡养之象；四肢末端发冷、麻木感为气血不足，四肢失于温养之象，舌淡红苔薄白，脉沉细均为脾肾虚衰，气血两虚之象。综上，林启展教授考虑其为脾肾虚衰，气血两虚，治以补气养血、健脾化浊为法。方用张老的归芍六君汤，其中当归补血润燥、温通气血；白芍敛阴养血、柔肝理脾；四君子汤以益气健脾，法半夏、陈皮理气健脾，燥湿化浊；川芎辛温香燥，走而不守，为血中之气药，能行散解郁、通达止痛，上行可达巅顶，下行可达血海；薏苡仁健脾祛湿、止痹痛，缓解四肢麻木感；砂仁芳香化浊，粉草薢祛湿化浊。药后患者自觉舒适，诸症减轻。复诊时见苔微黄，考虑有热，予前方去砂仁、粉草薢，防过燥。改予绵茵陈、积雪草清热利湿解毒，大黄炭清热凉血。服药半年期间无特殊不适，可正常工作，复查各项生化指标明显好转。后继续以健脾祛湿、补气养血、填精固肾等法治之，疗效满意。

慢性肾衰竭辨证属于脾肾气虚、气血不足者，可使用归芍六君汤加减，若有少许实邪，可根据辨证在其基础上酌加燥湿、利湿、解毒、活血之品，对改善症状、延缓肾衰竭进展，往往能取得较好疗效。

（林晓红　吴禹池　林启展）

参 考 文 献

[1] 吴付弦. 加味归芍六君子汤治疗肾性贫血的临床效果观察 [J]. 中国当代医药，2015，22（30）：106-107，110.

[2] 王改琴，景鹏，贾书花. 当归多糖对小鼠骨髓造血干细胞及基质细胞表面细胞间黏附分子1水平的影响 [J]. 中国组织工程研究，2017（21）：3293-3298.

[3] ZHANG X P, WANG Q X, CHEN B, et al. Angelica sinensis polysaccharides delay aging of hematopoietic stem cells through inhibitting oxidative damge [J]. China Journal of Chinese Materia Medica，2013，38（3）：407-412.

[4] 薄华本，陈启助，沈晗，等. 当归补血汤调控骨髓造血机理及对造血微环境的影响 [J]. 中国新药与临床杂志，2013（10）：64-68.

[5] 吴俊. 当归多糖改善炎症性贫血和肾性贫血的作用及机制研究 [D]. 武汉：华中科技大学，2018.

第八节 脾肾双补方

方药 黄芪 30g，党参 20g，白术 20g，当归 20g，何首乌 20g，五味子 15g，熟地黄 20g，菟丝子 20g，女贞子 20g，山茱萸 20g，淫羊藿 15g，仙茅 15g，枸杞子 20g，丹参 15g，山楂 15g，益母草 30g，山药 20g。

用法 水煎服。

功用 健脾补肾，益气摄血。

主治 脾肾气虚、脾不统血、肾失封藏证。常用于慢性肾衰竭、慢性肾炎等疾病。

方义 本方从参芪地黄汤衍化而来，方中以黄芪、党参、白术、山药益气健脾，以熟地黄、山茱萸、五味子、枸杞子滋阴填精，滋阴与补气并行则可减轻滋补药碍脾之效，加用何首乌、淫羊藿、仙茅、菟丝子、女贞子补肾助阳，与滋补肾阴相伍，调补肾阴肾阳以助肾气，从而恢复肾之功能，助化源益气补血。张琪教授常加上当归、丹参、山楂、益母草以增强活血之力，补消相合，屡获良效。

方药溯源 脾肾双补方为张琪教授自拟方，其由参芪地黄汤加味而成。参芪地黄汤见于清代医家沈金鳌编撰的《沈氏尊生书》，卷三、卷七均记载其用法："大肠痈，溃后疼痛过甚，淋沥不已，则为气血大亏，须用峻补，宜参芪地黄汤"，"小肠痈，溃后疼痛，淋沥不已，必见诸虚证，宜参芪地黄汤"。参芪地黄汤为补脾益肾之剂，经张琪教授化裁而成脾肾双补方，紧扣脾肾亏虚，阴阳失调这一病机，更增强了方药补脾益肾、调补肾阴肾阳、益气补血之力，通过补助先天、后天之本，以达治病求本之效。

名医发挥 中医学认为肾为先天之本，脾为后天之本，脾与肾相互滋养补充。张琪教授认为脾与肾的关系密切，"肾如薪火，脾如鼎釜"，脾主运化水谷精微，必在肾阳的温煦蒸化下才可化生气血精微，滋养人体；而肾之精气必须依赖脾的运化精微补充，才能不致亏虚，如此各自维持着正常的生理功能，保证机体充满生机和活力。而对于脾肾亏虚的患者，各医家治法各异。北宋孙兆认为"补肾不若补脾"，南宋严用和则主张"补脾不若补肾"，两派都各有支持者。而张琪教授精研古籍，临证犹受李东垣脾胃学说及张景岳温补思想影响，赞同李中梓所言："肾安则脾愈安，脾安则肾愈安。"他认为两派皆乃各执一偏见，主张脾肾同治，提出调脾补肾治疗慢性肾脏病的治疗思想[1]。所谓"调脾"，指的不光是注意脾胃之虚实，还有调畅其升降、转运气机的意思；"补肾"，犹重视肾为水脏，阴阳互根的思想，临证以阳从阴求，阴从阳求，力求平补肾阴肾阳归于权衡。

对于慢性肾衰竭患者而言，其在临床上尚无出现因湿浊毒邪留滞所致的恶心呕吐等症，仅以腰膝酸软、疲倦乏力、小便清长、怕冷肢寒、腹胀、完谷不化、舌淡胖有齿痕、苔白滑、脉沉细迟弱等脾肾亏虚的表现为主，此时以补脾益肾为主，加之"久病多瘀"、"久病入络"，常兼有瘀血内阻之象，张琪教授常用脾肾双补方治疗，本方主要以补益脾肾为主，兼活血化瘀，治疗脾肾阴阳两虚证有较好疗效。肾虚的本质不离肾之阴阳俱虚，张景岳云："善补阳者，必于阴中求阳，则阳得阴助而生化无穷；善补阴者，必于阳中求阴，则阴得阳升而泉源不竭。"故张老于本方之中，补益肾阳之时，常佐滋阴之品，阳根于阴，使阳有所依，且能使补阳药温而不燥；滋补肾阴之中，配伍补阳之药，阴得阳升，使阴有所化，且能使补阴药滋而不腻。

此方对于慢性肾功能不全失代偿期亦有一定疗效。张琪教授认为此期患者有正气亏虚而无湿浊毒瘀等实邪留滞的表现，则可使用本方平衡机体阴阳，增强机体免疫功能以驱邪，保护残存肾功能，延缓慢性肾衰竭的进展。

对于慢性肾功能不全之脾肾两虚证，以健脾补肾为主，切忌不经辨证，一见肌酐上升，认为大黄为降肌酐、尿素氮之要药，肆意妄投，苦寒泻下，损伤中阳，贻误病情。

临床应用   张琪教授治疗其门诊 1 例慢性肾脏病患者[2]，患者临床出现腰酸腰痛，乏力倦怠，夜尿频多，纳呆，口淡，舌淡暗，苔白，脉细等症，尿蛋白（＋），隐血（＋＋），血肌酐 197μmol/L，血红蛋白 102g/L。张老用脾肾双补方化裁治疗：黄芪、党参、何首乌、熟地黄、菟丝子、女贞子、山茱萸、淫羊藿、仙茅、丹参、山楂各 15g，白术、当归、远志、五味子各 10g，枸杞子、山药各 20g，益母草 30g。患者连服上方 3 个月，血肌酐降为 97μmol/L，血红蛋白 114g/L，尿蛋白（-）及尿隐血（＋）。随访 1 年，患者血肌酐一直波动在正常范围内。

在"运用张琪教授保元降浊法治疗慢性肾脏病 3 期患者"的临床观察研究中，林俊杰观察到保元降浊法可以改善患者临床症状、降低血肌酐、提高肾小球滤过率、改善脂质代谢、改善营养状况、减少尿蛋白，有效地延缓慢性肾衰竭的进展。其中 5 例慢性肾功能不全中医辨证属脾肾两虚证的患者接受以脾肾双补方为基本方的中医治疗，4 例患者症状及肾功能均有不同程度的改善[3]。

李仁武通过随机对照临床试验评价张琪经验方脾肾双补方治疗慢性肾功能不全的临床疗效[4]。选取门诊及住院的脾肾阳虚型慢性肾衰竭患者共 40 例，随机分为观察组 20 例和对照组 20 例。对照组采用常规中西医治疗，观察组在常规治疗的基础上增加口服脾肾双补方。疗程 4 周。结果表明，观察组患者改善情况优于对照组；观察组患者治疗总有效率为 70%，对照组为 60%，观察组显著优于对照组；两组之间差异明显（$P < 0.05$），具有统计学意义。说明脾肾双补方能有效改善慢性肾衰竭患者的肾功能，提高治疗有效率。

现代药理研究   慢性肾衰竭可分为四期，即肾功能不全代偿期、肾功能不全失代偿期、肾功能衰竭期及尿毒症期。针对肾功能不全代偿期的病机特点，张老强调健脾补肾是关键：在这一阶段，正虚而邪气不盛，治疗以扶正为主，正气恢复邪气自然消失。这个时期如果得到有效的治疗，就能减慢疾病继续发展的速度，甚至可阻止其恶化。

而通过现代药理研究，我们也发现脾肾双补方中的中药对肾脏病具有一定的效果：黄芪[5]可提高机体免疫功能，减少尿蛋白的产生；党参[6]具有抗氧化、调节免疫、改善肾缺血-再灌注损伤的作用；丹参[7]能调节脂质代谢、抑制脂质过度氧化、降低血液黏稠度、改善微循环、改善氮质血症；何首乌[8]能增强免疫、降低体内毒素、改善脂质代谢、提高血清白蛋白、改善肾脏病理损害等。而熟地黄、枸杞子、菟丝子、淫羊藿等具有激素样作用的中药可降低尿蛋白，改善肾功能。在高辉等[9]开展的以补益脾肾为主的中药（作者命名为加味参芪地黄汤，实与张老脾肾双补方相似，组成：生黄芪 15～30g，党参 15～30g，生地黄 12g，熟地黄 12g，山茱萸 12g，白术 10g，牡丹皮 10g，茯苓 20g，丹参 15g，竹茹 10g，制大黄 3～6g）治疗慢性肾衰竭的队列研究中发现，中药配合西医常规治疗能延缓慢性肾衰竭的进展，这也表明通过补脾益肾可延缓慢性肾衰竭的进展，其作用机制可能为降低尿蛋白，减少肾组织的损伤，促进肾功能的恢复。

现代医学认为，慢性肾衰竭患者代谢毒性产物在体内蓄积，以及酸中毒、高血压等因素，都可以加剧血管内皮细胞损伤，激活凝血系统，使血液呈高凝状态。现代研究也已证实，活血化瘀中药可改善肾实质血液流变学改变，改善慢性肾衰竭患者血液高凝状态，延缓病情发展。因此，张老认为活血化瘀法贯穿慢性肾衰竭治疗的始终，故对于脾肾两虚证之慢性肾脏病者，张老也常用活血药治疗，通过改善肾脏血流，以起到改善肾功能的目的。

现代医学治疗慢性肾衰竭，可通过透析来清除肌酐，但从中医角度辨证，慢性肾衰竭患者以脾肾亏虚为本，湿浊瘀毒内蕴为标，通过补益脾肾，祛除邪气也可达到改善慢性肾衰竭患者肌酐水平的目的，对于慢性肾衰竭的治疗，中西合璧也许才能取得更好的疗效，张老的脾肾双补方也为我们临床诊治提供了一种治疗经验。

（一）张琪医案

张琪脾肾双补方治疗慢性肾衰竭

谢某，男，61岁，2013年4月17日初诊。

主诉：乏力3年余。

现病史：患者3年余前出现疲倦乏力，肢体活动不利，诊断为脑梗死，住院治疗，其间发现血肌酐320μmol/L，无浮肿，血压偏高，未引起重视。近2周乏力加重，尿频，为求系统诊治而就诊。

初诊：面色晦暗无华，倦怠乏力，大便每日2～3次，腰痛膝软，畏寒肢冷，夜尿频，舌淡紫，脉沉弱。

辅助检查：尿常规：尿蛋白（＋＋＋），红细胞1～2个/HP，隐血（＋＋）。血肌酐365μmol/L，尿素氮16.41mmol/L，尿酸500.1μmol/L，血红蛋白131g/L，血压160/100mmHg。

中医诊断：肾衰病（脾肾两虚夹瘀）。

西医诊断：慢性肾功能不全，慢性肾炎。

治法：健脾补肾，活血化瘀祛浊。

处方：黄芪40g，太子参20g，白术20g，何首乌20g，熟地黄25g，菟丝子20g，山茱萸20g，山药20g，淫羊藿叶15g，仙茅15g，巴戟天20g，当归20g，丹参15g，红花15g，赤芍15g，桂枝15g，草果仁15g。

二诊：服上药14剂，患者畏寒减轻，体力较前改善，大便每日2～3次，腰痛膝软，夜尿频，舌淡紫，脉沉弱。续上方加减。

处方：黄芪40g，太子参20g，白术20g，何首乌20g，熟地黄25g，菟丝子20g，山茱萸20g，山药20g，淫羊藿叶15g，仙茅15g，巴戟天20g，当归20g，丹参15g，红花15g，赤芍15g，桂枝15g，草果仁15g，肉桂10g。

三诊：经上方加减治疗，患者已无明显乏力，无畏寒，四肢转温，尿频改善，脉沉。查尿蛋白（＋＋＋），血肌酐280μmol/L，尿素氮11.4mmol/L，嘱继续巩固治疗。

按：张琪教授认为慢性肾脏病，其病机核心以脾肾亏虚为本，在病情发展中可出现湿浊瘀血等夹杂为患，脾肾阴阳亏虚贯穿其始终。治疗当以健脾补肾为基本治疗大法，根据正虚邪实的轻重不同，采用扶正祛邪之法。此案患者倦怠乏力，腰痛膝软，畏寒肢冷，夜尿频，舌淡紫，脉沉弱，为脾肾阴阳两虚之象，当用脾肾双补方，调整脾肾阴阳。且兼有寒邪内蕴，加桂枝、肉桂温阳散寒，草果仁祛湿化浊，加之患者患病时间长，"久病必瘀"，高龄等因素，气血亏虚不能推动血液运行，必有瘀血阻滞，故加用活血化瘀之品，即可祛除瘀血，又可改善肾脏血流，有利于肾脏病情改善。在此病例中，张琪教授应用脾肾双补方，补脾益肾，正中患者脾肾亏虚，瘀血内阻这一病机，故能取得良好效果。这也提示我们，治疗慢性肾脏病，不可一见肌酐升高，就盲目使用大黄等泻下降浊之药，而是通过准确辨证，对症下药，改善人体自身机能，也可改善病情。

（二）弟子医案

脾肾双补方治疗慢性肾功能不全

万某，男，64 岁，2014 年 9 月初诊。

患者于 2008 年体检发现肌酐轻度升高（未见化验单，具体不详），未行系统治疗。2013 年广东省人民医院查肾功能：血肌酐 115.7μmol/L。2014 年 9 月血肌酐 135μmol/L。患者诉近 2 年来"乏力感明显，且反复腰骶部酸痛"，遂来林启展教授专科门诊求治。

症见：腰部酸痛，腰骶部为主，倦怠乏力，夜尿频多，纳呆，口淡，舌淡暗，苔白，脉细。

中医诊断：慢性肾衰（脾肾两虚，兼有血瘀）。

西医诊断：慢性肾功能不全。

治法：健脾补肾，活血化瘀。

处方：黄芪 30g，党参 15g，白术 20g，茯苓 15g，菟丝子 15g，熟地黄 15g，五味子 15g，女贞子 20g，山茱萸 20g，淫羊藿 15g，丹参 15g，山楂 15g，益母草 30g，山药 20g，甘草 5g。

服药后患者自觉症状改善，调理以脾肾双补方为基础，随证加减：纳呆加炒谷芽、麦芽、神曲等健胃消食；大便干结则加大黄、枳实、麻仁等泻下通便。

随访 3 年，血肌酐波动在正常范围。

按：张老将慢性肾衰竭的具体治疗分为早中晚三期，各期的治则治法各有侧重。其中，尤重视早期的治疗。该案例属于慢性肾衰竭早期，所谓早期就是指肾功能不全的代偿期，临床上无明显慢性肾衰竭时湿浊毒邪留滞的症状，可能仅表现为腰酸腰痛，乏力倦怠，夜尿频多，恶寒，肢冷等症状，这个时候机体的正气虽然受损，但邪气不盛，治疗以扶正为主，正气恢复邪气自然消失。四诊合参，患者辨证为脾肾两虚为主，兼有血瘀证，而无湿浊痰毒潴留之象，故可用脾肾双补方加减。选用黄芪、党参、白术、茯苓、山药等健脾益气；菟丝子、熟地黄、五味子、女贞子、山茱萸、淫羊藿等补肾填精为主；加之"久病多瘀"，可见舌淡暗等血瘀之象，加用丹参、益母草活血化瘀，疏通肾脉；山楂兼有消食积和散瘀血双重功效；甘草和中补气，调和诸药。全方补消结合，切中病机，故能收效。

（范立明　郑凯荣　林启展）

参 考 文 献

[1] 姜德友，吴深涛. 张琪学术思想探赜 [M]. 北京：科学出版社，2013：92-102.

[2] 林启展，徐大基，马育鹏. 张琪治疗慢性肾功能衰竭经验 [J]. 中医杂志，2006（8）：576-577.

[3] 林俊杰. 运用张琪教授"保元降浊"法治疗 CKD3 的临床观察 [D]. 广州：广州中医药大学，2010.

[4] 李仁武. "脾肾双补方"治疗脾肾阳虚型慢性肾功能不全的疗效观察 [J]. 中国妇幼健康研究，2017，28（S1）：298-299.

[5] 张颖, 张士英, 王徽. 黄芪注射液对慢性肾衰竭免疫功能的影响 [J]. 长春中医学院学报, 2000, 16 (2): 28.

[6] 刘美霞, 戚进, 余伯阳. 党参药理作用研究进展 [J]. 海峡药学, 2018, 30 (11): 36-39.

[7] 万新焕, 王瑜亮, 周长征, 等. 丹参化学成分及其药理作用研究进展 [J]. 中草药, 2020, 51 (2): 788-796.

[8] 王丽. 何首乌炮制后化学成分及药理作用分析 [J]. 中国现代药物应用, 2020, 14 (3): 229-231.

[9] 高辉, 汪涛, 余仁欢, 等. 以加味参芪地黄汤为主延缓慢性肾功能衰竭进展的队列研究 [J]. 中国中西医结合杂志, 2012, 32 (1): 39-42.

第九节　加味八正散

方药　白花蛇舌草 50g, 大黄 7.5g, 生地黄 20g, 萹蓄 15g, 瞿麦 15g, 木通 15g, 车前子 15g, 小蓟 50g, 甘草 10g。

用法　水煎服。

功用　清热利湿, 凉血解毒。

主治　湿热下注证。常见于泌尿系结石以及各种肾小球肾炎, 如肾结石、急性肾小球肾炎、IgA 肾病、过敏性紫癜性肾炎等疾病。

方义　本方从八正散加味而来, 方用瞿麦利水通淋, 生地黄清热凉血, 木通利水降火为主; 辅以萹蓄、车前子清热利湿, 利窍通淋, 以白花蛇舌草、大黄清热泻火, 引热下行; 以小蓟凉血止血; 甘草和药缓急, 止尿道涩痛。诸药合用, 而有清热泻火, 利水通淋之功。

方药溯源　八正散见于宋代《太平惠民和剂局方》, 原方药物组成和用法: 车前子、瞿麦、萹蓄、滑石、山栀子仁、甘草炙、木通、大黄, 面裹, 煨, 去面, 切, 焙, 各一斤 (各 500g), 上为散, 每服二钱, 水一盏, 入灯心, 煎至七分, 去滓, 温服, 食后临卧。该方本为治疗湿热淋证而设, 湿热淋证的临床表现主要有: 小便频急, 滴沥不尽, 尿道涩痛, 小腹拘急, 痛引腰腹, 或伴有发热, 小便热赤; 或小便排出砂石, 排尿时尿流中断, 腰腹绞痛难忍; 或尿中带血或夹有血块。古代医家认为湿热淋证主要是由于湿热下注蕴于膀胱。水道不利, 故尿频尿急、溺时涩痛、淋沥不畅, 甚则癃闭不通; 湿热蕴蒸, 故尿色浑赤; 湿热郁遏, 气机不畅, 则少腹急满。

张老加味八正散在《太平惠民和剂局方》八正散的基础上进行加减, 保留了原方清热解毒、利尿通淋的功效, 不仅可用于治疗泌尿系结石及感染, 还结合现代医学辨证, 用于治疗各种急慢性肾小球肾炎。本方当中可分为三类药物, 第一类为清热泻火药物, 如萹蓄、大黄, 第二类为清热凉血药物, 如白花蛇舌草、生地黄、小蓟; 第三类为利尿通淋药物, 如瞿麦、木通、车前子。当然, 药物之间相互配伍, 相互佐助, 使得全方利湿通淋作用显著。张琪教授结合现代医学辨证, 考虑 IgA 肾病等原发性肾小球疾病前中期的病机与邪毒炽盛密切相关。邪热侵入肾与膀胱, 伤及血络则出现血尿, 热邪蕴结则白细胞增多, 故可在本方基础上进行加裁, 于方中加入清热解毒之白茅根、金银花、连翘、紫花地丁、重楼、金荞麦、蒲公英等。大黄为苦寒泻下药, 在本方中取其清热解毒, 开瘀利水通淋之功, 用量宜小, 一般用 5～10g。剂量较小时有化瘀通淋止痛的作用, 剂量大时则泻下功显, 对兼有小便涩痛者有卓效, 故方中不可缺少此药。

名医发挥　加味八正散经过加减之后, 临床上的应用范围更加广泛全面。原方八正散为祛湿剂，具有清热泻火、利水通淋之功效。历代医家主要用于治疗湿热淋证，也就是现代医学之膀胱炎、尿道炎、急性前列腺炎、泌尿系结石、肾盂肾炎、术后或产后尿潴留等属湿热下注之病证。而张琪教授结合现代医学检验及疾病诊断，化裁后临床上广泛应用于原发性肾小球肾病，将辨病与辨证有机结合。

张琪教授在临床上发现，原发性肾小球疾病的病机在于"阴虚内热、脾肾气虚、邪毒阻滞"，本虚标实。本病发病前期，或因外邪入侵，或因饮食不洁，导致湿热毒邪入侵，损伤脾胃；脾胃受损则运化失职，故而化湿生热；邪毒直入于里，蕴积于下焦肾与膀胱，损伤脉络。由于本病首先是因邪毒入侵、正邪交争而发病，其次是邪毒与正虚并存，所以对于原发性肾小球疾病的前中期，邪毒蕴结体内、下焦湿热、血热妄行之证的疗效尤为明显。

对于泌尿道结石或感染以及原发性肾小球疾病表现为尿频尿急，溺时涩痛，淋沥不畅，尿色浑赤，甚则癃闭不通、血尿、蛋白尿，或小腹急满，口燥咽干，或大便秘结、黏腻不爽等，舌红苔黄腻，脉滑数者，则用加味八正散，以清热泻火，凉血止血，利水通淋。此方中，张老重用白花蛇舌草及小蓟，意为加强清热解毒、凉血止血，可令邪毒自去，血热消除则血脉通畅，血不妄行。

临床应用　早在 1990 年，黑龙江省中医研究院孙满娟就已经通过观察 36 例湿热蕴蓄型蛋白尿患者，以清热利湿解毒的方法，用加味八正散进行治疗，取得了较为满意的疗效[1]。这 36 例患者当中，男性 20 例，女性 16 例，年龄 17～60 岁。所有患者尿蛋白定性均为阳性，由 1 个到 4 个＋不等，病程在 15 天到 6 个月之间，部分患者伴有轻度肾功能改变，其他检查均正常，所有患者均经过中西药物治疗，但疗效不明显。在这 36 例患者中，完全治愈的有 3 例，治愈率为 8.3%，好转的有 33 例，好转率高达 91.7%（其中明显有效的有 6 例占 18.2%、部分好转的有 27 例占 81.8%），无效 0 例，总有效率为 100%。治疗时间：最短 14 天，最长 60 天。

广州中医药大学第二附属医院的张文青应用加味八正散治疗 60 例湿热下注型急性下尿路感染患者，采用随机分组观察的方法，其中观察组给予口服加味八正散以及常规剂量的左氧氟沙星片，对照组单服常规剂量左氧氟沙星片。观察服药后各组化验结果、症状及体征的变化情况，结果发现采用加味八正散组总有效率高达 96.7%，与对照组比较有显著差异（$P<0.05$）。并且还发现使用加味八正散的组别对肝肾功能无影响，无不良反应[2]。

现代药理研究　中医认为，湿热蕴结于人体下焦日久，必会伤及先天之肾脏与后天之脾脏。肾有封藏固摄之功，脾为气血生化之源，若湿气蓄积体内时长，郁蒸日久，多从热化，易使湿热之邪弥漫三焦，损及脾肾。脾因湿困统摄无权，肾因热扰而封藏不固，水谷精微难以化生而易于外泄。

研究发现，中医证候湿热证的发生与现代医学的炎症、免疫反应、肠道菌群、糖脂代谢等密切相关，其中炎症、免疫反应与许多泌尿系疾病的发生密切相关，包括尿路感染、泌尿系结石及 IgA 肾病等[3]。湿热毒邪不仅是 IgA 肾病血尿、蛋白尿的诱发因素，也是 IgA 肾病在发生过程当中的病理产物。湿热毒邪反复侵袭、内外互结可导致湿热瘀毒长期蕴结于肾，使 IgA 肾病血尿、蛋白尿症状反复，病情缠绵，迁延难愈[4]。

现代医学认为，感染、炎症因素等会加重人体免疫系统负担，引发身体免疫系统紊乱，各类因素引起体内产生的免疫复合物在肾脏不断蓄积就会增加肾脏负担，损坏肾脏血管引起肾脏纤维化，导致肾小球不可逆的损伤，肾单位毁损。

从现代药理学分析，白花蛇舌草、萹蓄、瞿麦、大黄等清热泻火、解毒利湿类中药当中含有的黄酮类物质具有明显的抗菌抗炎、利尿作用；此外，白花蛇舌草还具有一定的免疫调节作用，而大黄既有抗炎抗菌的作用，也有抗氧化、清除氧自由基的作用。而小蓟、生地黄等清热凉血止血类中药具有芦丁类物质，现代研究发现芦丁类物质具有明显的抗炎作用及降低血管通透性的作用。芦丁类物质能调节一氧化氮活性、清除和抑制自由基产生，能减轻糖尿病肾组织损伤，改善肾功能[5-6]。此方中，以清热解毒为主，即通过抗炎抗菌、调节免疫、抗氧化等作用，减少内毒素的产生，并辅以凉血止血的中药，通过降低血管内皮生长因子水平来减轻血管紧张素Ⅱ引起的肾损伤，进一步去除加重肾脏组织损害的因素。

（一）张琪病案

加味八正散治疗 IgA 肾病

张某，男，27 岁，1998 年 2 月 13 日初诊。当地医院确诊为 IgA 肾病。该患者经西医药物治疗后疗效不明显，故来张琪教授门诊寻求中医治疗。

症状及体征：患者神清，少许烦躁，面色红赤，面部痤疮较多，胃纳可，食多腹胀，小便频多色赤，时有腰痛，大便秘结，睡眠欠佳，梦多易醒，舌红苔黄腻，脉弦滑。血压135/86mmHg。

辅助检查：尿蛋白（＋），尿红细胞（＋＋＋）。

中医诊断：尿血（湿热蕴结）。

西医诊断：IgA 肾病。

处方：白花蛇舌草 50g，大黄 7.5g，生地黄 20g，萹蓄 15g，瞿麦 15g，木通 15g，车前子 15g，小蓟 50g，白茅根 30g，甘草 10g。日 1 剂，共 7 剂，水煎服。

二诊：1998 年 2 月 22 日。诉大便较前通畅，睡眠好转，腰痛、烦躁诸症俱有减轻。复查结果：尿蛋白（＋），尿红细胞（＋＋＋）。予守上方，加血余炭 20g。

三诊：1998 年 3 月 9 日。患者精神转佳，胃纳改善，大便每日 1 次，成形。舌色转淡，苔变薄，脉弦。复查结果：尿蛋白（＋），尿红细胞（＋）。处方：于前方去大黄、白花蛇舌草，加金樱子 20g。

四诊：1998 年 3 月 16 日。患者精神良好，未诉不适。复查尿蛋白（±），尿红细胞（±）。处方效守原方，其后病情稳定。

按：张老认为，IgA 肾病早期往往与邪毒侵袭有关，尤其是急慢性肾小球肾炎之进展，大多由于湿热毒邪蓄积，导致血络瘀阻，血热妄行，导致肾小球病变。因此治疗上应当以祛邪为主，当清热解毒、凉血止血为先。此案患者面色赤红、腰痛、烦躁、大便秘结、舌红苔黄腻、脉弦滑即是湿热蕴结之征象；小便频多色赤，结合现代医学检查，病位当考虑肾与膀胱。故治疗上可用加味八正散。湿热以下焦为主者，于处方中加入白茅根，加强清热利湿之功。待患者热势下降，湿气渐化，则胃口见长，大便通畅，睡眠好转；而血尿及蛋白尿尚存，故二诊增加血余炭加强凉血止血之功，随证治之，三诊便见血尿明显好转，可谓效如桴鼓。

张琪教授在加味八正散原方基础上结合现代医学检查，通过辨证与辨病相结合综合治之。张老通过大量的临床病例观察到 IgA 肾病的中医起病因素往往与湿热有关，血尿蛋白尿迁延不愈也与湿邪的特性符合。湿邪性质黏滞不爽，临床表现多引起排大便滞涩不畅，甚至秘结，小便频数甚至刺痛，以及口黏口甘和舌苔厚滑黏腻等。而热邪炎上，易生风动血，易引起便血、血尿等。张老在古籍经典《太平惠民和剂局方》中治疗湿热淋证的八正散基础上进行化裁，其中重用清热解毒、凉血止血的白花蛇舌草、生地黄；利湿通淋则维持八正散原方的萹蓄、木通、瞿麦等。对于急慢性肾炎出现的血尿，张老在临床上常用小蓟、血余炭、地榆、侧柏叶等清热凉血止血药物，其中小蓟用量较大，常常在50g以上。小蓟中含有的芦丁类物质可以通过降低血管内皮生长因子水平来减轻血管紧张素Ⅱ引起的肾损伤，从而减轻蛋白尿、血尿。

综上所述，张琪教授应用加味八正散治疗湿热蕴结型的IgA肾病，不仅做到辨证辨病准确，随着病症的变化，还可以做到灵活加减，收效颇佳。

（二）弟子医案

加味八正散治疗泌尿系结石

欧某，男，50岁，2019年4月15日初诊。既往高尿酸血症、双肾结石病史数年，于2019年4月无明显诱因下出现腰痛，于当地医院就诊，经抗感染、止痛等对症处理后，症状反复发作，遂于4月15日至广东省中医院林启展主任门诊就诊，查尿白细胞（＋＋＋），B超示双肾结石，诊断泌尿系感染、肾结石。

症见：精神烦躁，少许疲倦，痛苦面色，食少纳呆，大便干结，小便频急，时有刺痛，舌红，苔黄腻，脉弦。

中医诊断：淋证（湿热蕴结）。

西医诊断：泌尿系结石并感染。

处方：白花蛇舌草50g，大黄5g，萹蓄15g，瞿麦15g，木通15g，车前子15g，金钱草15g，海金沙15g，石韦15g，冬葵子15g。

二诊：2019年4月29日。诉大便较前通畅，腰痛减轻，仍时有发作，小便频急稍好转，舌红，苔黄腻，脉弦。症状有所好转，于原方加鸡内金15g，川牛膝15g加大止痛排石的力度。

三诊：2019年5月5日。诉食欲稍增，分别于5月2日小便排出约0.5cm×0.5cm大小的石头2粒，5月3日排出约0.5cm×0.5cm大小的石头2粒。腰痛大减，大便通畅，舌红，苔厚微黄，脉弦。予原方继续调治。

四诊：2019年5月8日。精神良好，于今晨起床小便时排出约0.5cm×0.5cm大小的石头1粒，腰痛已愈，二便正常，舌淡红，苔薄黄，脉弦。复查B超：双肾、输尿管及膀胱未见明显异常。尿常规：白细胞阴性。

随后予饮食健康宣教，患者坚持定期门诊随访治疗半年余，复查泌尿系彩超未见结石。随访至今，患者肾结石稳定，腰痛未再发作。

按：患者腰痛剧烈，痛苦面容，舌红，苔黄腻，便是湿热蕴结之证，急则治其标，故用加味八正散进行治疗。张琪教授曾指出，本病多基于下焦湿热蕴结、湿热煎熬尿液，导致尿中浊质逐渐凝结而成砂石。因砂石阻塞尿路的排泄通道，气滞不能宣通，不通则痛，临床则见突然腰部刺痛或绞痛，或见排尿频急、困难、涩痛、尿线中断等症状，或砂石擦伤尿路，或湿热灼伤血络，症见尿血。病延日久，尿路梗阻，尿液内停，挤压肾脏实质，导致肾虚，进而损伤肾脏功能。本病患者的主证符合湿热蕴结下焦而致的石淋，故予加味八正散治之。症状以疼痛及尿路感染为主，故在原方的基础上去除小蓟、生地黄等凉血止血之品，加上金钱草、石韦、海金沙、冬葵子等利尿通淋，排石止痛的药物。二诊回访，患者症状有所减轻，亦说明药证相符，故守原方继续治疗，终在 5 月初出现质变，湿热除之则致病之石去也。

（刘泽雄　徐大基）

参 考 文 献

[1] 孙满娟，张健. 加味八正散治疗湿热蕴蓄型蛋白尿 36 例临床观察 [J]. 黑龙江中医药，1990（3）：22-23.

[2] 张文青，左琪. 加味八正散治疗湿热下注型急性下尿路感染的临床观察 [J]. 中国医药导报，2006（23）：142-143.

[3] 朱闽，何清湖，荀建宁. 中医"湿热证"病证结合动物模型研究进展 [J]. 中华中医药杂志，2017，32（2）：656-658.

[4] 徐巍，张玉梅. 张琪教授对 IgA 肾病血尿的认识及辨治经验 [J]. 中国中西医结合肾病杂志，2002（4）：194-195.

[5] 黄春林，朱晓新. 中药药理与临床手册 [M]. 北京：人民卫生出版社，2006：27-30.

[6] 国家药典委员会. 中国药典（一部）[S]. 北京：中国医药科技出版社，2015：334.

第十节　清热解毒饮

方药　生地黄 20g，玄参 15g，黄芩 15g，焦栀子 10g，桃仁 15g，大黄 10g，金银花 30g，连翘 20g，白茅根 30g，小蓟 30g，侧柏叶 20g，甘草 10g。

用法　水煎服。

功用　清热解毒，活血化瘀止血。

主治　热邪伤络，迫血妄行证。常见于 IgA 肾病、急性肾小球肾炎、慢性肾小球肾炎、尿路感染等疾病。

方义　本方为张老的自拟方，根据四妙勇安汤、清营汤等方化裁而成。方中用金银花、连翘清热解毒，透热转气；生地黄、玄参清热养阴生津；黄芩清热利湿兼以止血；添大黄以增强清热解毒、通腑泄浊之功效；白茅根、小蓟、侧柏叶、焦栀子凉血止血，佐以桃仁活血化瘀，甘草清热解毒兼以和中。

方药溯源　四妙勇安汤出自《验方新编》，原方药物组成：金银花 90g，玄参 90g，当归 60g，甘草 30g。主治热毒炽盛之脱疽。方中重用金银花清热解毒为君；热伤营阴，故用玄参滋阴清热，清热凉血为臣；热毒炽盛，气机受阻，瘀血内生，故用当归活血化瘀为佐；热伤正气，故用生甘草益气补中，防止诸药伤正，同时泻火解毒，调和诸药为使。四药合用，共奏清热解毒，活血化瘀之效。清营汤出自《温病条辨》，该方由犀角、生地黄、金银花、连翘、元参、黄连、竹叶、丹参、麦冬组成。本方证为邪热内传营分所致。邪热由气分初入营分，气、营之证并见，用金银花、连翘、竹叶清热解毒，轻清宣透，能使营分之邪热转出气分而解。邪热入里，伤及血分，则见斑疹隐隐，故君以犀角清热凉血化斑，臣以生地黄凉血滋阴、麦冬清热养阴生津、玄参滋阴降火解毒，三药共用，助君药清营凉血解毒；邪热传营，伏于阴分，扰乱心神，则见身热夜甚，时有谵语，神烦少寐，故用黄连苦寒，清心解毒；丹参清心凉血，活血散瘀，防热与血结。本方配伍最大的特点是使入营之邪透出气分而解。清热解毒饮取四妙勇安汤之清热解毒、滋阴降火之金银花、玄参、甘草，改当归为桃仁，减当归之温燥伤阴动血；取清营汤之入营透热转气之法，故用金银花、连翘，加入黄芩、大黄清泻上下二焦热毒，小蓟、侧柏叶、白茅根、焦栀子清热通淋止血。

名医发挥　清热解毒饮加减在临床上运用广泛，比如急性上呼吸道感染、急性腮腺炎、皮肤病、败血症等。而张老用此方主要应用于IgA肾病、急性肾小球肾炎、慢性肾小球肾炎、尿路感染等疾病。其主要病机是邪热内壅，热邪迫血妄行，血溢脉外。

IgA肾病属于中医的"尿血"、"溺血"等范畴，热邪瘀毒是IgA肾病的重要致病因素。邪热入侵，肺卫受之，邪热壅塞，则症见咽痛、咳嗽咯痰、扁桃体肿大等症，邪热入里伤营动血，损伤肾络，则见血尿。此为热邪伤络，迫血妄行之证。张老每遇此病，则予清热解毒饮，此方将四妙勇安汤和清营汤糅合为一方，取其精要，又仅仅加入白茅根、小蓟、侧柏叶等清热凉血之常用药，就成为一张适合治疗肾病的处方。临床上见急慢性肾小球肾炎、IgA肾病、尿路感染既有尿频尿急尿痛、血尿、白细胞尿等主要临床表现，又有口干、咽痛、心烦、失眠、大便秘结等热邪内炽的表现，则可用此方；对于出现烦躁不安、大便不通等热邪较重者，可适当增加大黄用量。

临床应用　张琪教授治疗IgA肾病1例：患者参加户外运动后，感冒发热恶寒，体温38.7℃，随之出现肉眼血尿，伴有全身酸痛、头痛、咽痛。此间曾用青霉素治疗，肉眼血尿消失，镜下红细胞50个/HP以上，尿蛋白（＋），舌尖红，脉滑数。给予清热止血中药治疗反复无效。当地医院病理检查结果示IgA肾病（系膜增生型）。张老运用清热解毒饮化裁：生地黄20g，玄参15g，黄芩15g，（焦）栀子10g，桃仁15g，大黄5g，金银花30g，连翘20g，白茅根30g，小蓟30g，侧柏叶20g，牡丹皮15g，甘草10g。经治疗后，复查尿常规：红细胞（−）[1]。

现代药理研究　IgA肾病主要是由于肾脏系膜细胞增生、细胞外基质积聚等病理改变而形成的，随着病情的进展易导致肾小球硬化、肾小管萎缩、间质纤维化，出现肾功能不全[2]。一般认为IgA肾病发病于上呼吸道感染后及IgA结构异常、免疫调节物异常等。扁桃体感染后常常出现肉眼血尿或尿检异常加重，甚至导致疾病进展。因此，本方采用金银花、连翘、黄芩、焦栀子等药物清热解毒，玄参、生地黄滋阴降火。现代药理学研究表明，金银花、连翘、黄芩、焦栀子具有清热消炎、抗菌、抗病毒、抗氧化和清除氧自由基的作用。黄芩还能抑制氧化应激反应、下调肾组织 TGF-β_1、减少 α-SMA 的表达，从而延缓肾间质纤维化的进展和起到肾脏保护的作用[3-4]。生地黄通过改善糖基化终末产物引起系膜细胞的内质网应激损伤，抑制核转录因子 NF-κB 的磷酸化，减轻系膜细胞的炎症反应，减轻肾小球系膜细胞的炎性损伤[5]，同时，还可以通过下调 TGF-β_1 的表达来抑制细胞外基质的增生[6]。出血之症，必留瘀，瘀血不除则血难止。IgA肾病血尿病程较长，"久病入络"，奠定了血尿瘀血产生的基础理论。张琪教授多年临床经验发现，诸多止血方法无效的情况下，改用活血止血方药，可取得良好效果，并指出无论实证、虚证，有离经之血必有瘀滞。因此，本方酌加桃仁活血和大黄活血化瘀。现代药理研究表明，桃仁具有抗动脉粥样硬化、抗血小板聚集的作用，能够改善肾脏的微循环，还能减轻肾间质纤维化，延缓肾功能的进展[7]。大黄可以通过抑制人肾成纤维细胞、肾小球系膜细胞和肾小管上皮细胞，诱导肾脏增殖性细胞凋亡；还具有抗氧化和清除氧自由基作用以及抑制炎症反应的作用，通过这些作用，从而延缓肾小球硬化和间质纤维化[8]。而大黄和桃仁二药配对，刚柔相宜，大黄得桃仁，专入血分，共奏破血积、下瘀血之功，桃仁得大黄，则柔中带刚，活血同时破血之力亦增。二药联用，可以更好地减轻内毒素引起的炎症反应，降低全血黏度和红细胞聚集指数及纤维蛋白原含量，从而达到加强抗炎和改善微循环的作用[9]。此方中，以清热解毒降火为主，即使用具有较强抗炎、抗菌、抗内毒素作用的中药，去除加重 IgA 肾病的因素，辅以活血止血，即通过改善肾衰竭或肾炎患者血流动力学、肾脏微循环，抑制微炎症反应，从而促进肾脏组织的修复作用。

（一）张琪医案

清热解毒饮加减治疗尿路感染

岳某，男，34 岁，1989 年 10 月 4 日初诊。患者于 3 天前饮酒复受凉后突发寒战、发热，最高体温 39.2℃，伴尿频尿急尿痛、肉眼血尿。遂在当地医院就诊，查尿常规提示满视野红细胞、白细胞，诊断为尿路感染，予使用抗生素。治疗 2 天，患者仍有发热，体温 38.3℃，遂于张老处寻求治疗。

症见：发热，体温 38.3℃，周身酸痛，头痛、咽痛，尿频、尿急，排尿伴灼热感，尿色如浓茶，舌红苔白少津，脉滑数。

辅助检查：尿常规：红细胞 25 个/HP，白细胞 25～30 个/HP。

中医诊断：尿血（热伤血络）。

西医诊断：尿路感染。

处方：生地黄 20g，玄参 15g，蒲公英 30g，柴胡 20g，石膏 50g，大黄 5g，金银花 20g，连翘 20g，白花蛇舌草 50g，瞿麦 20g，甘草 10g。

服药 2 剂，周身汗出，体温下降至正常，但有反复，继续服用 3 剂，至 10 月 9 日，体温正常，尿色淡黄，无尿频尿急尿痛，复查尿常规：红细胞 3～5 个/HP，白细胞 10～15 个/HP。后续以益气清热养阴之剂调治而愈。

按：此案患者急性起病，外有表邪，内有里热，属表里同病。治若单用清里则表邪不除，且易引邪内陷；只用解表则里热不清，血亦难安，故用表里同治法。热邪犯表，则发热、肌肉痛、头痛，热邪下注，则尿灼热感，热伤血络，则尿色如茶，热伤津液，则苔少津。方用清热解毒饮加减。用金银花、连翘、柴胡清热解毒，轻清宣透，能使营分之邪热转出气分而解，石膏清热泻火，以清气分之热，大黄泻火解毒，既清气分之热，也清血分之热；瞿麦清利膀胱以通淋，生地黄、玄参清热凉血止血，加入蒲公英、白花蛇舌草增强清热解毒之功，现代药理研究显示，白花蛇舌草和蒲公英具有抗炎和广谱抗菌的作用，能有效地抑制细菌在体内生长；最后，以甘草调和药性。全方立意明确，重在清热解毒，力专效宏。

（二）弟子医案

清热解毒饮加减治疗 IgA 肾病

卢某，女，49 岁，2020 年 1 月 6 日初诊。

患者 20 年前体检发现蛋白尿（＋＋＋），间断于门诊就诊。2019 年 3 月 18 日在外院住院检查及治疗，血肌酐 109μmol/L，血管炎 4 项、感染 3 项未见异常，自身抗体：抗核抗体（ANA）（＋），抗 Ro52 抗体（−），抗肾小球基底膜抗体（−）。尿常规：尿蛋白（＋＋）。肾脏活检：IgA 肾病，符合局灶增生型 IgA 肾病，Lee 分级Ⅲ级；牛津分型：M1E0S1T0C0。1 个肾小球节段性硬化（1/8）。给予糖皮质激素＋血管紧张素受体拮抗剂（ARB）方案。现泼尼松片 20mg/d，缬沙坦维持 160mg/d。

既往有乙型病毒性肝炎（小三阳）病史，服用恩替卡韦分散片治疗。

症见：疲倦乏力，偶有心悸，咳嗽，咯黄痰，双眼睑、双下肢轻度浮肿，偶有下肢肌肉痉挛，双手麻木，纳可，眠差，夜尿 1 次，舌红苔薄黄，脉弦。

辅助检查：2019 年 4 月 2 日外院尿常规：尿蛋白（＋＋），隐血（＋）。肾功能：血肌酐 117μmol/L。肝功能：谷丙转氨酶（ALT）58U/L，γ-谷氨酰转肽酶（GGT）49U/L。2019 年 6 月尿常规：尿蛋白（＋）；尿蛋白/肌酐 1.778g/g，血肌酐 123μmol/L。

中医诊断：慢性肾衰（脾肾两虚，热毒伤络）。

西医诊断：慢性肾脏病 3 期，IgA 肾病（局灶增生型 IgA 肾病），乙型病毒性肝炎（小三阳）。

处方：生地黄 15g，玄参 15g，黄芩 15g，大黄 5g，桃仁 10g，栀子 5g，白茅根 30g，茯苓 15g，车前草 30g，金银花 20g，连翘 10g，甘草片 10g。7 剂。

2020 年 1 月 13 日复诊，患者精神改善，已无咳嗽，浮肿消退。复查尿常规：尿蛋白（±）；尿蛋白/肌酐 0.528g/g。血肌酐 111μmol/L。后续予健脾补肾、祛湿活血之法长期调治，随访至今，病情稳定。

按：此案患者有疲倦乏力等脾肾两虚之象，又有咳嗽咯黄痰、舌红苔薄黄一派热毒之象，热扰心神，则眠差，热伤津液，则肌肉痉挛、双手麻木。因此，考虑患者以热毒炽盛为主，治以急则治其标为则，以清热解毒为法，考虑患者溺血症状不明显，于清热解毒饮减去侧柏叶、小蓟，加入车前草增强清热利湿，导邪外出，茯苓淡渗利水消肿。IgA 肾病血尿病程较长，张琪教授多年临床经验发现，久病入络，临床常用活血方药，可取得良好效果，并指出无论实证、虚证，有离经之血必有瘀滞。故遵张老学术思想，虽然本案患者无明显的瘀血证，但仍用桃仁、大黄活血化瘀，两者联用，可以抑制肾小球系膜细胞增生，减轻肾间质纤维化。

（杨国文　高燕翔）

参 考 文 献

[1] 王宇光，张琪. 张琪治疗 IgA 肾病血尿经验 [J]. 中医杂志，2011，52（1）：14-15，26.

[2] 徐巍，张玉梅. 张琪教授对 IgA 肾病血尿的认识及辨治经验 [J]. 中国中西医结合肾病杂志，2002（4）：194-195.

[3] 马东红，郭明好，刘云. 黄芩苷对 UUO 大鼠肾间质纤维化的影响及可能机制 [J]. 重庆医学，2017，46（17）：2323-2325.

[4] 孔祥静，丁国明，肖达平，等. 黄芩总黄酮对慢性肾功能衰竭大鼠的肾保护作用及 ROS/MAPK/NF-κB 信号通路的影响 [J]. 中国药师，2020，23（6）：1042-1047.

[5] 杜秋，戴国英，许惠琴，等. 生地特征成分梓醇对肾系膜细胞内质网应激的保护作用研究 [J]. 中华中医药学刊，2020，30（10）：5.

[6] 吕高虹，许惠琴，吕兴. 生地对高糖致人肾小球系膜细胞增殖、氧化应激及细胞外基质的影响 [J]. 南京中医药大学学报，2015，31（6）：551-554.

[7] 李小波，彭榜亚，杨江权，等. 桃仁、红花对 UUO 大鼠肾组织 ILK、E-cad、FN 和α-SMA 表达的影响 [J]. 遵义医学院学报，2017，40（2）：134-138.

[8] 刘红, 孙伟, 顾刘宝, 等. 大黄素在肾脏病中药理作用研究进展 [J]. 临床肾脏病杂志, 2014, 14 (6): 378-381.

[9] 乐音子, 曾莉, 颜帅. 大黄-桃仁药对及其类方现代药学研究和临床应用 [J]. 中国老年学杂志, 2019, 39 (24): 6136-6139.

第十一节　桃黄止血汤

　　方药　大黄 7.5g（后下）, 桃仁 20g, 桂枝 10g, 小蓟 30g, 白茅根 30g, 生地黄 20g, 侧柏叶 20g, 栀子 10g, 蒲黄 15g（包煎）。

　　用法　水煎服。

　　功用　活血祛瘀, 清热止血。

　　主治　临床用于治疗各种肾病引起的顽固血尿。

　　方义　本方从桃核承气汤加减而来, 方中大黄、桃仁为君, 桃仁活血祛瘀, 大黄泻下祛瘀, 桂枝温通经络, 桂枝得大黄宣导瘀血邪热, 同时借大黄泻下作用使瘀血从肠腑而出。配伍生地黄、白茅根、侧柏叶、小蓟、蒲黄、栀子凉血止血之品, 以增强泻热逐瘀止血之力。

　　方药溯源　本方为《伤寒论》桃核承气汤去芒硝加入凉血止血之品而成。《伤寒论·辨太阳病脉证并治》中谓："太阳病不解, 热结膀胱, 其人如狂……外解已, 但少腹急结者, 乃可攻之, 宜桃核承气汤。"桃核承气汤为张仲景所创, 由桃仁 50 粒、大黄 4 两、桂枝 2 两、炙甘草 2 两、芒硝 2 两组成。此方所治证属瘀热互结下焦, 治当因势利导, 逐瘀泻热, 以祛除下焦之蓄血。方中桃仁味苦, 性甘平, 活血祛瘀; 大黄味苦, 性寒, 清热泻下祛瘀。二者合用, 瘀热同治, 共为君药。芒硝味咸、苦, 性寒, 泻热软坚, 可助大黄泻下瘀热; 桂枝味辛、甘, 性温, 有温通之效, 既有助于桃仁活血祛瘀, 又可防硝、黄寒凉太过, 共为臣药。桂枝与硝、黄同用, 相反相成, 桂枝得硝、黄则温通而不助热; 硝、黄得桂枝则寒下又不凉遏。炙甘草护胃安中, 并缓诸药之峻烈, 为佐使药。而张老化裁此方后, 加入了凉血止血之品, 认为其具有泻热逐瘀止血之功, 可攻于瘀热互结之血尿。

　　名医发挥　本方经过张琪教授化裁后, 其功效在于泻热逐瘀、凉血止血, 针对热结下焦、瘀热结滞、血不归经之病机而设。可用于治疗各类肾病引起的血尿, 如急慢性肾小球肾炎、急慢性肾盂肾炎、过敏性紫癜性肾炎及膀胱炎所见之尿血色紫或尿如酱油色, 或镜下血尿, 同时可见排尿涩痛不适, 腰痛, 小腹拘急胀痛或胀闷不适, 大便秘结, 手足心热, 舌暗红或红紫少津, 苔白而干, 脉滑或滑数。

　　张琪教授认为, 血尿多与热有关, 同时多有虚实夹杂, 其血尿病机离不开热、虚、瘀。外感邪热, 或加之思虑劳倦过度、饮食不节, 损伤脾胃, 而致气血不和, 湿热聚于内, 热伤及血络, 继而迫血妄行, 发为本病。如急性肾小球肾炎, 可同见发热咽痛, 甚则咽部红赤, 此属邪热内壅, 损伤血络, 迫血妄行而外溢。制方当以清热解毒、凉血化瘀为急, 可在桃黄止血汤活血祛瘀, 清热止血的同时, 加以金银花、连翘、栀子、黄芩增强清热解毒之功效; 而在治疗 IgA 肾病急性发作期中, 治疗下焦湿热之血尿, 兼见尿道灼热或疼痛, 可加车前子、萹蓄、瞿麦等清热利水通淋之品, 以除下焦湿热。

　　临床应用　张琪教授应用桃黄止血汤治疗 IgA 肾病反复肉眼血尿的案例报道: 患者因反复血尿 3 年于北京就诊, 每遇冷、过劳、情志刺激则发作明显, 同时症见面色晦暗无光泽,倦怠乏力，畏寒肢冷，头晕腰酸，食少纳呆，月经量少，有黑紫色血块，痛经，每至经期则腹痛如刺，肉眼血尿，尿血色紫，排尿涩痛不畅，张老运用桃黄止血汤合参芪地黄汤加减后，患者体力增加明显，腰痛基本消失，肉眼血尿完全消失，复查尿常规提示红细胞较前明显减少，坚持扶正，随证加减，血尿则不复存在[1]。

张琪教授在中国人民解放军第二一一医院中医科治疗 IgA 肾病血尿的病例报道：患者参加户外劳动后，感冒发热恶寒，体温 38.7℃，随之出现肉眼血尿，伴有全身酸痛、头痛、咽痛。此间曾用青霉素治疗，肉眼血尿消失，镜下红细胞 50 个/HP 以上，当地病理结果为 IgA 肾病（系膜增生型）。张老根据脉证，认为当治以清热解毒、活血化瘀法。方以桃黄止血汤化裁，组方生地黄 20g，玄参 15g，焦栀子 15g，黄芩 15g，金银花 30g，连翘 20g，桃仁 15g，大黄 5g，白茅根 30g，小蓟 30g，侧柏叶 20g，牡丹皮 15g，甘草 15g。腹部不适则加地锦草、荠菜以凉血止血和脾。后复查尿常规，红细胞 2～5 个/HP，嘱暂停药观察，至复查尿常规红细胞转阴[2]。

现代药理研究　在慢性肾脏病的发展过程中，时时有"瘀"的存在，而张琪教授在祛瘀的经验总结中常见大黄与桃仁共同配伍。在现代药理学研究中，大黄有效成分可以改善体内一些含氮废物的代谢、减少氮质产物的吸收，同时其具有抑制系膜细胞生长的作用，减轻炎症细胞的浸润，改善肾小管功能，从而达到保护肾脏功能的作用[3]。而桃仁具有明显的抗凝血、抑制血小板聚集与改善血液流变学的作用。桃仁中主要化学成分苦杏仁苷具有抗纤维化作用，桃仁可通过升高 E-钙黏蛋白（E-cadherin）和降低整合素连接激酶（ILK）、纤维连接蛋白（FN）及α-平滑肌肌动蛋白（α-SMA）的表达，抑制结缔组织生长因子（CTGF）的过度表达，从而改善肾小管上皮细胞转分化，减缓肾间质的纤维化[4]。而近年来，从"瘀"论治更体现在了 IgA 肾病、糖尿病肾病、膜性肾病的治疗中。其"瘀"可能与血流动力学以及血液流变学的改变、血栓的形成、血小板聚集、微循环障碍以及炎症等相关。其病理类型不乏肾小球血流动力学异常、肾小管的堵塞、肾小动脉狭窄、闭塞、硬化等，此恰恰为"瘀"的体现。活血化瘀法往往能有好的治疗效果。

而凉血止血的药物，在现代药理学研究中提到，其通过缩短出血和凝血时间、增强血小板聚集性、抑制纤维蛋白溶酶（纤溶酶）的活性、抑制炎症反应中花生四烯酸的代谢以及降低毛细血管的通透性、抗菌等来达到止血的目的，从临床症状上改善血尿[5]。

（一）张琪病案

桃黄止血汤治疗急性肾小球肾炎

患者，男，10 岁，1991 年 7 月 17 日初诊。

现病史：患者于 2 个月前发现尿色赤且混浊，在当地医院就诊，查尿常规：尿蛋白（＋＋），红细胞满视野，初步诊断为"急性肾小球肾炎"，使用青霉素治疗半月余。近期复查尿常规，尿红细胞有时 15～20 个/HP，有时则满视野。遂来求治于张教授。

症见：精神尚可，小腹满闷不舒，大便秘结，小便黄赤，手足心热，舌红苔白少津，脉滑数。

辅助检查：尿常规：红细胞 15～20 个/HP，尿蛋白（＋）。B 超：双肾大小形态正常。

中医诊断：尿血（瘀血阻滞下焦）。

西医诊断：急性肾小球肾炎。

处方：大黄 5g，桃仁 15g，生地黄 20g，牡丹皮 15g，赤芍 15g，贯众 20g，黄芩 10g，茜草 20g，生甘草 10g，地榆炭 20g。

二诊：1991 年 7 月 23 日。诉尿色转淡，大便通畅，每日 1 次，腹胀减轻，舌红苔白，脉滑稍数。尿常规：红细胞 10～15 个/HP，尿蛋白（＋）。效不更方。

三诊：1991 年 7 月 29 日。诉二便通畅，尿色正常，舌红苔白，脉滑稍数。尿常规：红细胞 4～8 个/HP，尿蛋白（-）。

处方：大黄 5g，桃仁 15g，生地黄 20g，牡丹皮 15g，赤芍 15g，贯众 20g，黄芩 10g，茜草 20g，生甘草 10g，地榆炭 20g，藕节 20g，侧柏叶 15g。

四诊：1991 年 7 月 31 日。诉二便正常。尿常规：红细胞 1～3 个/HP，尿蛋白（-）。舌尖红，苔白少津，脉数。处方改用益气养阴清热之剂以巩固疗效。

其后连服 10 余剂，诸症消失，多次尿检皆正常。随访半年，病情稳定。

按：张琪教授在治疗各类肾病引起的血尿中有着大量的临床经验。血尿其发病机制复杂，证候多变，但往往见到寒热并存，虚实夹杂，湿瘀互结，而单一的病证相对少见。该患者见大量镜下血尿，大便秘结，手足心热，是有瘀热内结之象，治标当以活血祛瘀，清热止血，遂以桃黄止血汤，其大黄、桃仁共为君，相互配伍之益有据可循。《伤寒论》及《金匮要略》中载有桃仁、大黄配伍的方剂共 6 首，其中 5 首都有破血逐瘀的功效。抵当丸、抵当汤、桃核承气汤用于治疗蓄血证，下瘀血汤、大黄䗪虫丸则治经闭不通，腹中瘀血诸症。大黄大苦大寒，其性沉而不浮，其用走而不守，其力猛而下行，可泻下攻积，清热泻火、解毒、活血祛瘀。大黄得桃仁，专入血分，共奏破血积、下瘀血之功。桃仁得大黄，则柔中带刚，活血的同时破血之力亦增，两者刚柔并济，相得益彰。张琪教授根据桃核承气汤之意所立桃黄止血汤，取大黄、桃仁泻热逐瘀，桂枝温通以防寒凝，在此基础上再大胆应用数味清热凉血之药如小蓟、白茅根、侧柏叶、生地黄、山栀子等，以起到止血作用。

（二）弟子医案

桃黄止血汤治疗 IgA 肾病

林某，女，34 岁，于 2010 年 3 月在外院体检发现血尿、蛋白尿，并于 4 月 20 日行肾穿刺活检，病理结果为"轻度系膜增生伴球性硬化（10/25）肾小球肾炎"。经治疗后，尿常规提示隐血波动在（＋＋）～（＋＋＋），尿蛋白（±）或（＋）。经中西医治疗效果不佳，遂于 2014 年 3 月 24 日来林启展教授专科门诊求治。

症见：神清，精神稍倦，近半年月经量偏少，经期下腹部隐痛，周期正常，舌尖红，苔薄黄，脉细数。

辅助检查：2014 年 3 月 24 日：尿常规示隐血（＋＋）；尿蛋白/肌酐 0.24g/g；血肌酐 71μmol/L。

中医诊断：血尿（气阴两虚，热瘀互结）。

西医诊断：IgA 肾病（轻度系膜增生伴球性硬化）。

处方：大黄 10g（后下），桃仁 10g，桂枝 10g，小蓟 30，白茅根 30g，生地黄 20g，侧柏叶 20g，栀子 10g，蒲黄 15g（包煎），薏苡仁 20g，丹参 15g，香附 15g。

二诊：服用 2 个月后，患者觉月经量偏少，周期正常，头晕，眠差，梦多，大便调，舌淡红，苔薄黄，脉细。2014 年 6 月 30 日复查尿常规：隐血（＋＋），红细胞（＋）；尿蛋白/肌酐 0.28g/g；肾功能未见异常。患者仍有镜下血尿，腹痛较前缓解，但见头晕眠差，见舌体由红转淡，脉象亦较前缓和，遂去原方中香附、栀子，加莲子20g、首乌藤30g以养心安神。

三诊：上方患者长期服用，疲倦及失眠症状均较前好转，2015年3月23日、5月28日复查尿常规已经全部转阴。

按：患者以反复镜下血尿就诊，并见舌尖红、脉细数，乃为阴虚生热，而下腹隐痛、舌苔黄，是为湿热丛生，湿热缠绵之象，故林启展教授运用桃黄止血汤原方，以求其活血祛瘀、清热止血之本效，其中生地黄又兼有养阴之功效，恰合患者阴虚之体，同时加用了丹参凉血祛瘀，香附行气止痛，薏苡仁以清利湿热。而二诊所见，虽复查尿常规，仍见有隐血，但患者腹部隐痛较前缓解。是因患者久病缠绵，非一日之功，不可急于求成，当抽丝剥茧，慢慢去破。审证求因，患者血尿同前，但舌体转淡，阴虚有热之象已减，遂去栀子，恐寒凉太过，伤及根本，元气不复，无腹痛则去香附，以免行气太过。现见失眠多梦，实乃心神不宁之象，遂以莲子、首乌藤以养心安神。患者经长期服用，久而久之，确见奇效。遂冰冻三尺，非一日之寒，病机把握得准，主线不变，兼顾并症，则康复有望。

（郑婷婷　梁　晖　林启展）

参 考 文 献

[1] 孙元莹，郭茂松，王暴魁，等.张琪治疗原发性肾小球肾病经验介绍[J].时珍国医国药，2007（2）：509-511.

[2] 王宇光，张琪.张琪治疗IgA肾病血尿经验[J].中医杂志，2011，52（1）：14-15，26.

[3] 金丽霞.大黄的化学成分和药理研究进展[J].中医药信息，2020，37（1）：121-126.

[4] 张妍妍，韦建华，卢澄生，等.桃仁的化学成分、药理作用及质量标志物（Q-marker）的预测分析[J].中华中医药学刊，2019，44（1）：234-241.

[5] 胡玉霞.凉血止血中药的研究进展[J].现代中药研究与实践，2014，28（2）：66-69.

第十二节　参芪凉血汤

方药　党参20g，黄芪30g，生地黄20g，黄芩15g，赤芍20g，侧柏叶20g，茜草20g，甘草10g，白茅根30g。

用法　水煎服。

功用　益气养阴，清热凉血。

主治　血尿辨证为气阴两虚，血热内扰者。常见于急性肾炎、IgA肾病、过敏性紫癜性肾炎、非IgA系膜增生性肾小球肾炎等疾病。

方义　本方是张琪教授以益气养阴，清热祛湿，凉血活血止血为治法而自拟的经验方，有用药精练的特点。方中党参、黄芪健脾益气，黄芩清热，生地黄养阴，赤芍凉血活血化瘀，侧柏叶、茜草、白茅根清热祛湿，凉血止血，甘草调和诸药。

方药溯源　本方中党参、黄芪、生地黄配伍为气阴双补的代表药物配伍，清代即有益气养阴方剂参芪地黄汤，该方出自清代沈金鳌《沈氏尊生书·杂病源流犀烛》，卷三、卷七中均有记载："大肠痈，溃后疼痛过甚，淋沥不已，则为气血大亏，须用峻补，宜参芪地黄汤"，"小肠痈，溃后疼痛，淋沥不已，必见诸虚证，宜参芪地黄汤"。该方原治疗气血虚损，因"精血同源"，以六味地黄汤滋补肾精，加入参、芪以增益气之力，为气阴双补的代表方剂。但张老自拟参芪凉血汤中只选用了其中补气养阴、健脾补肾之代表性药物，即党参、黄芪、生地黄，使药味精简。

黄芪味甘，性微温，归脾、肺经，能补气升阳，益卫固表，利水消肿，托疮生肌。党参味甘，性平，归脾、肺经，能益气，生津，养血。黄芪甘温，补气而助阳，党参甘平，补气而益阴，二者配伍，阴阳双补，补中固表，相须而用，补益中气之力更宏。

生地黄为补养肾阴常用药物，与黄芩、白茅根等清热凉血之品共同起到凉血清热之效。茜草、侧柏叶既清热凉血，又止血；病久瘀热内生，加赤芍活血、凉血，达到治疗血尿，止血而不留瘀的目的。生地黄与茜草的配伍应用，首见于《医灯续焰》卷十八所载之地黄膏：生地黄 3 斤（捣取汁），茜草 1 斤（水 5 大碗，煎绞取汁，滓再煎 2~3 次取汁），为滋阴补肾之良方，久服乌须黑发。侧柏叶与黄芩的配伍应用，则见于《经验女科》之侧柏丸，具有清热凉血之功用。

名医发挥　张琪教授自拟参芪凉血汤主要用于气阴两虚、血热内扰之血尿。血尿包括肉眼血尿和镜下血尿，在中医属"尿血"、"溺血"等范畴。最早对于尿血的描述是《金匮要略·五脏风寒积聚病》："热在下焦者，则尿血。"《诸病源候论·血病诸候》谓"风邪入于少阴则尿血"，提出外感风邪、热邪是血尿的原因，邪客少阴为尿血的病机。至宋代陈无择才提出了尿血亦可因本虚而致之，其在《三因极一病证方论》中明确提出："多因心肾气结所致，或因忧劳，房室过度，此乃得之虚寒，故《养生》云不可专以血得热为淖溢为说。"总结出情志内伤、劳累过度之虚寒亦可致尿血，此为后世医家发挥奠定下了基础。张老认为血尿发病主要有以下几种病机：正气虚弱，外邪侵袭，正邪交争，正不胜邪，邪毒直入于里化热，邪热循经下侵于肾，灼伤肾络而发血尿；先天失充或久病劳倦或房事不节，相火妄动，致肾阴亏虚，阴虚火旺，脏腑不荣，使热邪炽盛循经损伤肾络而出现血尿；久居湿地，感受湿热之邪或饮食不节，嗜食肥甘厚味，聚湿生热，湿热蕴结日久损伤下焦阴络而发血尿；情志抑郁或饮食不节以致气机阻滞或湿热壅盛，瘀血内阻，血不循经，血溢脉外而发血尿；长期应用抗生素、糖皮质激素及细胞毒药物使机体阴阳失调，水火失济，邪热瘀毒灼伤脉络而发为血尿。总体来说，各种病因均导致气虚、阴虚及邪热、瘀血病机，本病以阴虚内热、脾肾气虚为本，邪毒阻滞为标，为本虚标实之证。

张老认为，血尿多与热有关，血尿病机离不开热、虚、瘀。外感风热之邪，或思虑劳倦过度，损伤脾胃，致气血不和，湿热内聚，热伤血络，迫血妄行，发为本病；或因肾阴亏虚，阴虚内热，灼伤血络而致尿血，而出血多有瘀滞。瘀血阻络，血不循经，则血尿不止。此外，邪热下扰肾络，则往往使血尿加重或反复。本病的发生多在人体御邪能力薄弱时，病情迁延日久，或反复发作，正气损伤，邪气仍盛，故本病的病理性质在发作期多为风热犯肺或火热炽盛，或湿热瘀阻，终致络伤血溢，以邪为主；慢性持续阶段多因脾肾气阴两虚，故辨证以正虚为主，或本虚标实，虚实夹杂。本病临床上很少见到有热而无虚、瘀者，或有虚、瘀而不兼有热邪者，往往热、虚、瘀相互交织在一起，病情复杂而缠绵，治疗较为顽固。在多年临床实践中，张老自创参芪凉血汤，作为治疗血尿的代表方剂，以益气养阴，清热祛湿，凉血活血止血为基本思路，药味精练，临床结合患者个体差异，适当调整配伍比例，或稍加删减，疗效显著。

本方中党参、黄芪药对健脾益气，《灵枢·口问》曰："中气不足，溲便为之变。"若脾气虚弱，升清无权，清气下陷，清浊不分，精微下泄，则成血尿、蛋白尿。黄芪、党参合用则健脾升清，固涩精微。此药对主要应用于肾小球肾炎辨证以气虚为主者，以达益气养阴之效，对蛋白尿、血尿均可起效，亦常用于体虚易感之人，以充实腠理，预防外感。其中黄芪常用量为30～50g，党参常用量为20～25g。气阴两虚之轻证及小儿患者可选用太子参。

生地黄为滋补肾阴之要药，味甘、苦，微寒，归肺、脾、肾经，功能滋阴清热、凉血补血。别名干地黄，《本草纲目》记载："《本经》所谓干地黄者，即生地之干者也。"凉血滋阴效果明显。《本草经疏》曰："干地黄，乃补肾家之要药，益阴血之上品。"《本经逢原》谓："干地黄，内专凉血滋阴，外润皮肤荣泽，病人虚而有热者宜加用之。"

白茅根甘、寒，归肺、胃、心、膀胱经，功能凉血止血、清热生津、利尿通淋，《神农本草经》载其"主劳伤虚羸，补中益气，除瘀血、血闭寒热，利小便"。古代就常用白茅根治疗血尿，《滇南本草》载其"止吐血，衄血，治血淋，利小便，止妇人崩漏下血"，《本草正义》谓其"能通淋闭而治溲血下血，……又通利小水，泻热结之水肿"。白茅根因其甘、寒，临床应用常有其独特的疗效。《本草求原》谓"白茅根，和上下之阳，清脾胃伏热，生肺津以凉血，为热血妄行上下诸失血之要药"，载其既能清热又能止血的功效。《本草经疏》载"茅根甘能补脾，甘则虽寒而不犯胃……寒凉血，甘益血，热去则血和，和则瘀消而闭通，通则寒热自止也"，《本草正义》载"白茅根，寒凉而味甚甘，能清血分之热，而不伤干燥，又不粘腻，故凉血而不虑其积瘀"，阐述了白茅根凉血的同时，不会导致血瘀，也不会伤胃。茜草根，苦、寒，归肝、心、肾、脾、胃、心包经，功能凉血止血、活血化瘀，可用于血热妄行之多种出血证。茜草性寒入血分，能凉血止血，且能化瘀。凡血热妄行之出血证均可选用，兼瘀者尤宜。治血热咯血、吐血、衄血、尿血等证，轻者单用，重者可配小蓟、白茅根、山栀子等，以增强凉血止血之功。李时珍谓："茜草，气温行滞，味酸入肝，而咸走血，专于行血活血。"缪希雍谓："茜草，行血凉血之要药也。非苦不足以泻热，非甘不足以活血，非咸不足以入血软坚，非温少阳之气不足以通行……甘能益血而补中，病去血和，补中可知矣。苦寒能下泻热气，故止内崩及下血。除热，故益膀胱。"炒炭后寒性降低，性变收涩，止血作用增强。白茅根、茜草，二者均可凉血止血，共用可加强凉血止血功效，并能起到止血不留瘀血的功效。

张老认为该病患者常有瘀血病机，正如《黄帝内经》所谓"孙络血溢，则有留血"，故治疗肾性血尿时常予赤芍活血，以使血止而不留瘀。赤芍味苦性微寒归经入肝，气性禀寒，苦主降泄，善下气，入血分，能散恶血、破坚积、行血滞、通血脉、消痈肿、除内湿、利水道。《神农本草经》言："主邪气腹痛，除血痹，破坚积，寒热疝瘕，止痛，利小便，益气。"《开宝本草》言："利小便，下气。"《药品化义》言："以其性禀寒，能解热烦，祛内停之湿，利水通便。较白芍味苦重，但能泻而无补。"

临床应用　张琪教授治疗黑龙江省中医医院收治的血尿患者：邱某，女，14岁，1993年4月2日初诊。患者2个月前于感冒后出现肉眼血尿，曾在哈尔滨市某医院住院治疗1个月，静脉滴注青霉素，肌内注射维生素K等，均无明显好转。化验尿蛋白（＋），红细胞满视野，白细胞（＋＋）～（＋＋＋）。现患者除尿黄赤、手足心热外，余无明显症状，舌质淡红，舌尖红，苔白微腻，脉数。辨证属气阴两虚，湿热留恋，血失固摄，以自拟参芪凉血汤加减治之。药用：黄芪30g，党参20g，生地黄20g，赤芍20g，黄芩15g，茅根25g，小蓟30g，侧柏叶20g，栀子15g，旱莲草20g，甘草15g。水煎服，每日1剂。守前方服药2

周，尿颜色明显变浅，手心热减轻，尿检红细胞 30～40 个/HP。继以上方加阿胶 15g、地榆 20g，服药 20 剂，于 5 月 10 日复诊时，尿蛋白转阴，红细胞 4～6 个/HP。患者尿色淡黄，舌淡红，舌苔薄白，余无症状，病情明显好转，后以益气滋阴凉血清利法调治月余，尿化验正常。随访半年，病情稳定，临床治愈[1]。

开封市中医院钱莹对张琪教授经验方益气养阴汤（即参芪凉血汤加减）治疗 IgA 肾病气阴两虚型的临床疗效进行观察和评价。纳入该院 2009 年至 2011 年的确诊病例（肾穿刺活检确诊 IgA 肾病）16 例，主要表现为镜下血尿，伴有腰酸气短，倦怠乏力，五心烦热，口干，舌红，苔白，脉细数或沉弱，属气阴两虚型。均给予张老经验方参芪凉血汤治疗，治疗后观察疗效。疗效评定标准按照《中医病证诊疗常规》的疗效评定。治愈：治疗后血尿症状消失，尿常规检查连续 3 次阴性。好转：肉眼血尿转为镜下血尿，原镜下血尿治疗后尿红细胞数较治疗前降低＞50%。未愈：肉眼血尿无改变，原镜下血尿者，尿红细胞数较治疗前降低＜50%。观察结果显示：连续服用该中药 2 个月后，16 例肾炎性血尿患者中，治愈 10 例，好转 4 例，未愈 2 例，总有效率 87.5%[2]。

现代药理研究 张琪教授在参芪凉血汤中使用了现代研究具有明确止血作用的中药，比如白茅根、茜草、侧柏叶。白茅根粉能显著缩短兔血浆复钙时间；白茅根可加速凝血过程的第二阶段，促进凝血酶原的形成。另外，白茅根煎剂也能明显降低小鼠腹腔毛细血管的通透性。茜草内服或研粉外用均有促进血液凝固作用，对凝血活酶生成、凝血酶生成及纤维蛋白形成三阶段均有不同程度的促进作用，可使血浆复钙时间、凝血酶原时间及部分凝血酶时间均有不同程度的缩短。侧柏叶炒炭及煅炭制品均有止血作用，高温时止血作用非常显著[3]。

除此之外，参芪凉血汤所用药物通过免疫调节、抗炎、抗氧化等机制治疗 IgA 肾病。白茅根及其提取物的免疫调节作用在 IgA 肾病中有较深入的研究。IgA 肾病时，因大量异常 IgA 沉积于系膜区，炎症细胞浸润，并伴随 IL-2、IL-6、TGF-β_1 等细胞因子大量分泌，故促发瀑布式炎症反应[4]。尹友生等[5] 使用不同浓度的白茅根多糖干预 IgA 肾病大鼠发现，其能降低血清中 IL-2、IL-6 的水平，延缓肾纤维化进程，改善 IgA 肾病大鼠肾功能。茜草为茜草科植物茜草的干燥根及根茎，茜草多糖对肾缺血再灌注损伤具有保护作用，可降低丙二醛（MDA）活性，而升高超氧化物歧化酶（SOD）、Na^+-K^+-ATP 酶及 Ca^{2+}-ATP 酶的活性[6]。

至于黄芪、党参，其肾脏保护作用则是广为人知。黄芪可以延缓肾小球硬化，增加肾小球滤过率和肾脏的血液灌注量[7]，改善大鼠体内的氧化应激状态[8]，通过增加肾组织一氧化氮水平、减少氧自由基、抑制细胞凋亡而减轻肾脏缺血再灌注损伤。黄芪党参水煎剂对阿霉素诱导的大鼠肾病综合征有良好的治疗作用，表现为 24h 尿蛋白显著降低，肾脏病理改变（肾小球系膜上皮增生、玻璃样变性、肾小管变性、炎症细胞浸润等）减轻[9]。

（一）张琪医案

加味参芪凉血汤治疗肾性血尿

霍某，女，43 岁，2004 年 5 月 13 日初诊。患者半年前开始出现腰痛，1 个月前体检发现尿隐血（＋＋＋），红细胞 30～40 个/HP，尿蛋白（＋＋），在当地诊所使用抗生素（头孢曲松钠）2 周，病情无明显好转。最近一次化验：尿隐血（＋＋＋），尿红细胞 7～10 个/HP，尿蛋白（＋），尿白细胞 1～3 个/HP。既往有反复咽喉肿痛发作史。

症见：腰痛，乏力，无肉眼血尿，舌红无苔，脉沉滑。

辅助检查：尿隐血（＋＋＋），尿红细胞7～10个/HP，尿蛋白（＋），尿白细胞1～3个/HP。

中医诊断：尿血（气阴两虚，邪热伤络）。

西医诊断：慢性肾小球肾炎。

处方：黄芪30g，太子参15g，白花蛇舌草30g，白茅根30g，小蓟30g，侧柏叶20g，连翘20g，黄芩15g，麦冬15g，旱莲草20g，枸杞子20g，女贞子20g，栀子15g，甘草15g。日1剂，水煎服。

二诊：2004年5月18日。患者精神改善，诉咽干，腰痛，小便色黄，大便秘结，舌红紫，苔少，脉沉滑。复查尿常规：隐血（＋＋＋），尿红细胞25～30个/HP，尿蛋白（＋）。

处方：白花蛇舌草30g，茜草20g，黄芩15g，小蓟30g，金银花30g，栀子15g，连翘20g，贯众30g，桃仁15g，旱莲草20g，枸杞子20g，女贞子20g，生地黄20g，熟地黄20g，山萸肉20g，山药20g，茯苓15g，牡丹皮15g，泽泻15g，大黄7g，甘草15g。日1剂，水煎服。

三诊：2004年6月8日。患者精神好，腰痛缓解，小便色黄，大便秘结，舌红咽红，苔少，脉沉滑。复查尿常规：隐血（＋＋＋），尿红细胞10～15个/HP，尿蛋白（＋）。

处方：侧柏叶20g，栀子15g，黄芩15g，小蓟30g，金银花30g，生地榆30g，连翘20g，贯众30g，白茅根30g，藕节20g，三七10g，玄参20g，麦冬15g，枸杞子20g，女贞子20g，生地黄15g，牡丹皮15g，甘草15g。日1剂，水煎服。

四诊：2004年7月13日。患者精神良好，小便色黄，大便偏干，较前变化不大，余未诉特殊不适。复查尿常规：隐血（＋＋），尿红细胞3～5个/HP，尿蛋白（＋）。

处方：黄芪30g，太子参20g，生地黄20g，熟地黄20g，山萸肉20g，泽泻15g，山药20g，茯苓15g，牡丹皮15g，枸杞子20g，菟丝子15g，旱莲草20g，三七10g，贯众15g，小蓟30g，白茅根20g，栀子15g，龙骨20g，牡蛎20g，茜草20g，海螵蛸20g，黄芩15g，甘草15g。日1剂，水煎服。

其后病情稳定，9月18日复查尿常规：隐血（＋＋），尿红细胞3～5个/HP，尿蛋白（＋）。守原方续服。9月25日复查尿常规：隐血（＋），尿红细胞1～3个/HP，尿蛋白（＋），仍守方不变，巩固疗效。11月2日全身较前有力，偶有腰痛，舌淡红，苔薄白，脉滑。复查尿常规：隐血（＋），尿蛋白（±）。

按：张琪教授在长期的临床实践中发现，血尿的病因病机较为复杂，热邪虽然是血尿的主要病因，但临床中血尿患者常以瘀热互结、表里同病、寒热虚实夹杂等情况兼夹出现，使血尿较顽固。因此，临床治疗需契合病机，随证立法。

本病患者有腰痛症状，查尿常规除血尿外，还有蛋白尿，考虑肾虚比较明显，腰为肾之府，肾主固摄，司二便，肾虚故见腰痛、尿中精微物质不能固摄而外泄，表现为腰痛、蛋白尿；舌红无苔，考虑为阴虚之象，综合考虑为肾阴虚较甚，参芪凉血汤去生地黄，改枸杞子加二至丸（旱莲草、女贞子）、麦冬，加强补肾养阴之效；患者既往有反复咽喉肿痛发作，加连翘、白花蛇舌草、栀子，加强清热疗效，加之上药兼有解毒功效，可改善咽痛病情；病程不长，考虑瘀血病机不重，初诊时张老未用赤芍；考虑病程不长，初诊时尿红细胞不多，止血方面张老未使用茜草，而是选用了止血及活血力度均弱于茜草的小蓟，小蓟与茜草相似，味甘、微苦，性凉，功能凉血止血、清热消肿，为传统的止血中药，现代研究发现小蓟主要通过使局部血管收缩，抑制纤溶而发挥止血效应。

二诊时患者精神改善，但仍腰痛，并出现小便色黄，大便秘结，舌色变紫，考虑热象及瘀血病机较前为甚，湿邪蕴久化热，加之阴虚渐甚虚热内生，表现为邪热内扰，出现小便色黄，大便秘结症状，中药去补气之黄芪、太子参，避免出现"气有余便是火"的病机，加金银花、贯众清热解毒，大黄泻热通便，并有逐瘀之效；再加生地黄、熟地黄、山萸肉、山药、茯苓、牡丹皮、泽泻，组成参芪地黄汤，以加强滋补肾阴功效；舌色变紫，考虑瘀血加重，且尿红细胞较前增多，加茜草加强止血力度，同时活血，并加桃仁加强活血，起活血止血功效的同时，润肠通便，改善患者便秘症状。为使药味精简，去白茅根、侧柏叶、麦冬。本方中桃仁、大黄即为张老自制桃黄止血汤中的要药，桃黄止血汤功效为泻热逐瘀、凉血止血，适用于各型肾小球疾病见尿血色紫或尿如酱油色，或镜下血尿，排尿涩痛不畅，小腹胀闷或胀痛，腰痛，便秘，手足心热，舌暗红或红紫少津，苔白而干，脉滑或滑数属热壅下焦、瘀热结滞、血不归经者。该方为《伤寒论》桃核承气汤去芒硝加入凉血止血之剂而成。张老认为此方具有泻热逐瘀止血之功。方中用桃仁活血祛瘀，大黄泻热祛瘀，桂枝通利血脉，与大黄、桃仁配伍，可增强破血逐瘀之功。配伍赤芍、生地黄、茅根、小蓟凉血止血之品以增强泻热逐瘀止血之效。本方所治尿血，必须有瘀热内结之证，如小腹满痛，小便赤涩，大便秘结，舌红苔干等。临床观察各类尿血，日久不愈，而有瘀热之象者，用之多可收效。

经服用上述中药后，患者病情明显改善，尿红细胞减少，腰痛症状改善，三诊时去旱莲草、熟地黄、山萸肉、山药、茯苓、泽泻，减少补肾养阴力度，避免日久服用滋腻碍胃，换用玄参、麦冬，巩固滋阴功效；同时去白花蛇舌草、大黄、桃仁，减少清热通便功效，加白茅根清利下焦湿热，巩固疗效；尿中红细胞明显减少，去茜草，换用侧柏叶、生地榆、藕节，继续起清热凉血止血之效；病程日久，瘀血病机存在，去活血之茜草，加三七，亦能活血止血。

四诊时患者血尿基本消退，症状改善明显，中药去侧柏叶、金银花、生地榆、连翘、藕节等，减少清热凉血止血力度，加黄芪、太子参、熟地黄、山萸肉、泽泻、山药、茯苓、菟丝子、旱莲草补气养阴，调理脾肾；血尿病程日久，加龙骨、牡蛎、茜草、海螵蛸收敛固摄。龙骨、牡蛎、茜草、海螵蛸为张老常用的四味止血汤（加味理血汤）。本方从《医学衷中参西录》理血汤加味而来，张锡纯引《神农本草经》谓："龙骨善消癥瘕，牡蛎善消鼠瘘，是两药为收涩之品，而兼具开通之力。"海螵蛸、茜草亦开通收涩之力具备，四药汇集成方对血尿日久，既滑脱而有瘀滞者，收敛与开通具备，实为他药所不及。张琪教授通过对大量肾小球肾炎血尿患者的观察发现，从病机分析既有滑脱不止，而兼有瘀滞者，此方甚效。

总之，张琪教授应用参芪凉血汤，重点抓住"热、虚、瘀"的病机，临证灵活加减，收效显著。

（二）弟子医案

参芪凉血汤治疗 IgA 肾病

周某，女，31岁，2019年10月22日初诊。

患者于2019年1月体检发现尿检异常，尿蛋白（＋），隐血（＋），在外院进一步检查，肾穿刺活检提示：IgA肾病（Lee氏Ⅱ级）。血压145/98mmHg，予缬沙坦80mg/d。患者为求联合中医药治疗而来诊。

症见：容易疲倦，乏力，容易口干，偶发口腔溃疡，泡沫尿，睡眠差，尿频，色黄，舌淡红光滑，少苔，脉沉细。

辅助检查：尿常规：隐血（＋＋），尿蛋白（＋），尿白细胞酯酶（＋）。尿蛋白/肌酐 0.418g/g。

中医诊断：尿血（气阴两虚，邪热伤络）。

西医诊断：IgA 肾病。

处方：黄芪 30g，党参 15g，车前草 30g，白茅根 30g，白花蛇舌草 30g，黄芩 15g，莲子 20g，茯苓 15g，麦冬 15g，生地黄 15g，甘草 10g。日 1 剂，水煎服。

二诊：2019 年 11 月 19 日。患者精神稍改善，仍觉口干，泡沫尿，无明显尿频尿急，尿色黄，舌淡红，少苔，脉沉细。复查尿常规：隐血（＋＋），尿蛋白（＋），尿白细胞酯酶（-）。

处方：黄芪 30g，党参 15g，白茅根 30g，茜草 20g，侧柏叶 20g，黄芩 15g，麦冬 15g，生地黄 20g，甘草 10g。日 1 剂，水煎服。

三诊：2019 年 12 月 17 日。患者精神良好，咽干，口渴，少许泡沫尿，晨起比较明显，排尿无不适，舌淡红，少苔，脉沉细。复查尿常规：隐血（＋＋），尿蛋白（＋），尿白细胞酯酶（-）。尿蛋白/肌酐 0.268g/g。

处方：黄芪 30g，党参 15g，白茅根 30g，茜草 20g，侧柏叶 20g，黄芩 15g，麦冬 15g，生地黄 20g，栀子 10g，连翘 10g，玄参 15g，甘草 10g。日 1 剂，水煎服。

其后规律复诊，基本按参芪凉血汤加减化裁，病情稳定，尿蛋白定量波动在 0.10～0.25g/d。截至 2022 年 3 月，患者血肌酐、血压均正常。

按：本案中患者肾活检诊断为 IgA 肾病，属中医学"尿血"、"尿浊"、"水肿"、"虚劳"等范畴。林教授认为，患者慢性病程，结合脉症，当辨为气阴两虚，邪热伤络证。IgA 肾病血尿迁延，易致肾精亏虚，血为气之母，血虚则气无以生，日久气阴两虚，则易症见疲倦、乏力；"热在下焦者，则尿血"，阴虚生内热，加之外感邪热内扰为患，热邪灼伤血络或迫血妄行，血溢脉外，则出现尿血，口干，偶发口腔溃疡，眠差，尿黄等症；舌淡红光滑，少苔，脉沉细，均符合气阴两虚之证。初诊时予清心莲子饮加减治疗。以黄芪、党参、甘草健脾益气以摄血，莲子、麦冬、生地黄养阴清热；茯苓、车前草淡渗利湿，白茅根凉血止血，黄芩、白花蛇舌草清热泻火解毒。二诊患者气虚症状可稍缓解，已无尿道刺激症状，仍觉口干，血尿持续，在前方基础上去车前草、茯苓、莲子、白花蛇舌草，加茜草、侧柏叶凉血止血，即成为参芪凉血汤。此方在益气养阴的基础上，重用清热凉血之品，达到凉血止血而不伤阴耗气的目的。三诊患者精神良好，正气渐复，但咽干、口渴提示上焦热邪仍盛，少苔，脉沉细仍为阴虚之象，加栀子、连翘清热泻火，玄参养阴清热。患者症状可基本缓解，后规律复诊，结合患者体质，总以参芪凉血汤加减化裁，病情稳定。本案中患者以气阴两虚，邪热伤络为基本病机，本虚标实，以气阴两虚为本，邪热为标，治疗上，不可一味投补剂，应标本兼顾，在重用黄芪、党参健脾益气，生地黄益气养阴基础上，当配伍赤芍、侧柏叶、茜草、白茅根等清热凉血之品，诸药相辅相成，以治气阴两虚、邪热伤络之血尿可取良效，无论慢性肾炎、肾病综合征之血尿均可辨证使用。

（董金莉　高燕翔　林启展）

参 考 文 献

[1] 张佩青，李宝祺，马龙侪．张琪从温热论治慢性肾病经验举要 [J]．黑龙江中医药，1995（4）：1-3.

[2] 钱莹. 应用张琪教授经验方益气养阴汤治疗 IgA 肾病气阴两虚型的体会 [J]. 中医临床研究，2011，3（24）：81.

[3] 黄春林，朱晓新. 中药药理与临床手册 [M]. 北京：人民卫生出版社，2006：626-636.

[4] KANG K P, KIM D H, JUNG Y J, et al. Alpha-lipoic acid attenuates cisplatin-induced acute kidney injury in mice by suppressing renal inflammation [J]. Nephrol Dial Transplant，2009，24（10）：3012-3020.

[5] 尹友生，冷斌，徐庆，等. 白茅根多糖对 IgA 肾病大鼠肾组织学病变及血清白细胞介素 2 和 6 的影响 [J]. 中国新药与临床杂志，2014，33（7）：520-524.

[6] 杨连荣，周庆华，张哲锋，等. 茜草的化学成分与药理作用研究进展 [J]. 中医药信息，2007（1）：21-23.

[7] 李少霞，黄汉忠. 肝素抗凝疗法联用黄芪注射液、卡托普利治疗原发性肾病综合征 [J]. 中华现代临床医学杂志，2004，2：127-128.

[8] 戴芹，曲晓璐，唐咏华. 黄芪对慢性肾衰竭大鼠 SOD 和 MDA 的影响 [J]. 中国中西医结合肾病杂志，2008，9：1083-1084.

[9] 秦瑞君，潘月丽. 黄芪党参水煎剂对阿霉素诱导的大鼠肾病综合征的治疗作用 [J]. 中西医结合研究，2013，5（2）：69-71.

第十三节　参芪地黄汤

方药　红参 15g（或党参 15g），黄芪 30g，熟地黄 20g，山药 20g，牡丹皮 15g，茯苓 20g，山茱肉 15g，泽泻 15g（或无）。

用法　水煎服。

功用　健脾补肾。

主治　脾肾气虚，脾不统血，或肾失封藏，固摄失司，精微外泄之证。常用于肾小球肾炎蛋白尿、血尿日久不消，以及糖尿病肾病、慢性肾衰竭等多种慢性肾脏病。

方义　本方为脾肾双补之剂，方中红参（或党参）、黄芪补气健脾，扶助中气；六味地黄汤补肾以固摄精微，守其根本。用于治疗慢性肾炎之血尿，常加入龙骨、牡蛎、海螵蛸、茜草以收敛固摄，合之以治脾肾两亏，血失统摄之尿血，气足则血得摄，脾健则血自统；或添白花蛇舌草、茜草、藕节、大小蓟等以清热凉血，治疗血热动血又体质素虚不耐攻伐的血尿患者；亦可合泄浊解毒之品如大黄、败酱草、薏苡仁、萆薢、积雪草等以治疗慢性肾脏病各期，扶正与祛邪相互为用；或加金银花、连翘、黄芩、黄连等以清热解毒凉血，用以治疗慢性肾炎、糖尿病肾病以蛋白尿为主要表现者。

方药溯源　参芪地黄汤出自清代医家沈金鳌《沈氏尊生书·杂病源流犀烛》，卷三、卷七中均有记载："大肠痈，溃后疼痛过甚，淋沥不已，则为气血大亏，须用峻补，宜参芪地黄汤""小肠痈，溃后疼痛，淋沥不已，必见诸虚证，宜参芪地黄汤"。参芪地黄汤药物组成为人参、黄芪、熟地黄、山茱萸、山药、茯苓、牡丹皮，即六味地黄汤去泽泻加人参、黄芪。原文中治疗气血虚损，因"精血同源"，故方中以六味地黄汤滋补肾精，加入参、芪以增益气之力，为气阴双补的代表方剂。

参芪地黄汤以六味地黄汤补肾水，原方去泽泻虑其有利水伤阴之弊，加参、芪促气化，有助于化生气血而无伤阴之弊。但若治疗伴有水肿症状的慢性肾衰竭、糖尿病肾病等，泽泻能淡渗利水，"凡挟水气之疾，皆能除之"，则可保留。该方整体用药动静结合，药力较平和，适宜守方缓图。

名医发挥 参芪地黄汤是在六味地黄汤基础上去泽泻,加人参、黄芪而成,功以补益为主,本用以治肠痈溃后气血大亏之证。现代中医用以治疗多种慢性疾病迁延日久,出现耗气伤津,精血亏虚,正虚邪恋的证候。本方扶正以托邪外出,益气养阴为主,补益为其本;补中兼泻,使邪气不至于留恋。

参芪地黄汤经加减化裁后运用于慢性肾衰竭,或糖尿病肾病、慢性肾炎蛋白尿、血尿日久不消等病。慢性肾衰竭总的病机特点是脾肾两虚,湿毒内蕴,血络瘀阻,正虚邪实,虚实夹杂;病久则阳损及阴,阴损及阳;因此在疾病发展的过程中健脾补肾是关键,参芪地黄汤治疗慢性肾衰竭能健脾补肾,同时兼顾阴阳虚实。慢性肾脏病蛋白尿日久不消的患者,大多为脾肾亏虚,故补脾肾固本培元为治疗根本大法。张琪教授认为若蛋白尿经久不愈,伴见腰痛腰酸,倦怠乏力,头晕耳鸣,夜尿频多,小便清长,遗精滑泄,舌淡红,体胖,脉沉或无力,辨证属肾气不足,精微外泄者,用此方治疗多可取效。若尿血日久或镜下血尿,尿色淡红,腰膝酸软,疲倦乏力,四肢不温,面色萎黄,脉沉或弱,辨证为脾肾气虚,脾不统血,肾失封藏,治以健脾补肾,益气摄血。参芪地黄汤为脾肾双补之剂,参、芪补气健脾,气足则血得摄,脾健则血自统,此二药为君,以量大取效;同时,张琪教授在地黄、山萸肉、山药等培补先天的基础上,常常加入菟丝子以补肾、填精、固涩。以参芪地黄汤补益扶正作为基础,可根据辨证情况,应用清热、利湿、泄下、凉血等多种攻伐手段以祛邪,用以治疗多种肾脏疾病。

临床应用 张琪教授治疗各种肾病伴发蛋白尿,辨证属肾气不足,精微外泄者用参芪地黄汤治疗多可取效。曾治一女性患者,48 岁,慢性肾小球肾炎病史 4 年余,尿蛋白(+)~(+++),时轻时重。初诊自诉腰痛腰酸,倦怠乏力,夜尿 2~3 次,尿清长,时有头晕,便溏,脉沉,舌淡胖有齿痕,苔薄白。中医辨证为脾肾两虚,固摄失司,精微外泄之证。治以补肾填精,健脾益气,方拟参芪地黄汤加减:熟地黄 20g,山茱萸 15g,山药 15g,茯苓 15g,泽泻 15g,牡丹皮 15g,肉桂 7g,附子 5g,黄芪 30g,党参 20g,菟丝子 20g,金樱子 20g。上方调补 2 个月后复诊,腰痛腰酸症状均消失,周身有力,夜尿 1~2 次,大便成形,尿蛋白转为弱阳性[1]。

全春梅通过对 40 例慢性肾炎蛋白尿患者的自身前后对照临床观察,总结参芪地黄汤加减治疗慢性肾炎蛋白尿的临床疗效[2]。对诊断符合原发性肾小球疾病,慢性肾脏病 1~2 期,24h 尿蛋白定量在 0.5g 以上,中医辨证符合脾肾气阴两虚证的 40 例患者,给予参芪地黄汤加减治疗。治疗后尿蛋白定量比治疗前明显降低,平均下降 66.77%,临床缓解率为 72.0%,总有效率达 90.0%。

黄绍阳观察参芪地黄汤加减方治疗慢性肾炎蛋白尿的临床疗效[3]。方法:将 61 例患者分为观察组 31 例和对照组 30 例,两组均予基础治疗,观察组加用参芪地黄汤加减方。结果:治疗后两组尿蛋白定量均有下降,其中观察组下降的幅度更大,总有效率观察组 87.1%、对照组 46.7%,两组比较有显著性差异($P<0.05$)。结论:参芪地黄汤加减方治疗慢性肾炎蛋白尿有较好效果。

现代药理研究 参芪地黄汤经加减化裁后,可用于治疗糖尿病、反复尿路感染、慢性湿疹等,其中以治疗气阴两虚为主证的肾脏病者为最多[4]。研究证实,本方可显著改善患者水肿、乏力等临床症状和体征,有降低蛋白尿和血尿、降脂、降血糖、保护肾功能等作用[5]。

临床上常用于慢性肾炎、肾病综合征、糖尿病肾病、高血压肾病等见气阴两虚证候者。众多医者对参芪地黄汤进行化裁应用，药味虽有增减，但百变不离其宗，笔者观察到使用频率较高的药物主要有党参、黄芪、地黄（生地黄或熟地黄）、山药、山茱萸、茯苓，说明此 6 味药在治疗肾病时起到较为关键的作用。

党参：性平，味甘，入脾、肺经。具有益气，生津，养血之功效。党参根中大部分是糖类，其中有果糖、菊糖等，还含苷类成分以及氨基酸、甾醇及三萜成分。现代药理研究发现党参多糖可调节机体免疫系统，促进正常脾淋巴细胞的增殖，对刀豆蛋白 A 刺激的淋巴细胞有明显的促进增殖作用，对正常小鼠抗体生成有增强作用；改善血糖代谢，降低低氧嘧啶致糖尿病小鼠的血糖，改善胰岛素抵抗，提高机体胰岛素的敏感性。另外还有改善微循环、抗衰老、抗氧化、增强记忆等作用[6]。

黄芪：性微温，味甘，入脾、肺经。具有补气升阳，益卫固表，利水消肿，托疮生肌之功效。黄芪主要含苷类、多糖、氨基酸及微量元素等，具有调节免疫、利尿、抗衰老、降压等作用。现代药理研究表明，黄芪能改善肾小球疾病蛋白质代谢紊乱，提高血浆白蛋白水平，降低尿蛋白量；其降脂作用可有效地防治肾小球硬化；还可降低血糖，防治糖尿病性肾损害；也可抑制细胞间黏附分子 1（ICAM-1）表达，从而在肾缺血再灌注损伤中起到保护作用。另外，有研究表明黄芪可通过调节 IgA 肾病模型大鼠 Th1、Th2 平衡紊乱，从而改善血清中 Th 类细胞因子 IL-4 和干扰素γ（IFN-γ）的水平，并减少肾组织中 Th2 类细胞因子转化生长因子-β_1（TGF-β_1）和 IL-5 的表达，来延缓 IgA 肾病的进展[7]。

地黄：生地黄性寒，味甘，入心、肝、肺经。具有清热凉血，养阴生津之功效。地黄主要含β-谷甾醇、地黄素、甘露醇、梓醇、生物碱、铁质、维生素 A 类物质、糖类及氨基酸等，具有强心、利尿、降糖、增强免疫等作用。现代研究发现地黄苷 A 能促进免疫低下小鼠的体液免疫功能、细胞免疫功能及非特异免疫的网状内皮细胞吞噬功能；地黄水提液能减少肾病小鼠模型的尿蛋白排泄，改善肾小球上皮细胞足突融合等变化；地黄浸膏能有效保护肾线粒体的呼吸产能功能，且呈剂量依从关系，说明地黄有显著的肾缺血保护作用[8]。

山药：性平，味甘，入脾、肺、肾经。具有益气养阴，补脾肺肾，固精止带之功效。山药含薯蓣皂苷、胆碱、植酸、止权素、甘露聚糖等。怀山药多糖能增强小鼠淋巴细胞增殖能力、促进小鼠抗体生成，增强机体免疫功能；山药灌胃预处理能减轻肾缺血再灌注损伤大鼠的氧化损伤，减少细胞凋亡的发生，调节改善肾脏局部微环境，促进受损肾小管细胞的再生修复和肾小管的重建，有效保护肾功能；山药多糖能显著降低四氧嘧啶诱导的糖尿病大鼠的血糖，并且其降糖作用与给药剂量呈正比例关系[9]。

山茱萸：性微温，味酸、涩，入肝、肾经。具有补益肝肾，收敛固涩之功效。山茱萸主含山茱萸苷、皂苷、鞣质、熊果酸、酒石酸等，具有调节免疫、降糖、降脂、抗炎镇痛等作用。现代药理研究表明山茱萸有双向免疫调节作用。山茱萸多糖对免疫低下小鼠的非特异性免疫、体液免疫以及细胞免疫功能有明显促进作用。山茱萸免疫活性部位 F-1C 可能通过增加抑制性 T 细胞（Ts 细胞）数量并增强 Ts 细胞抑制功能来发挥免疫抑制作用[10]。

茯苓：性平，味甘、淡，入心、脾、肾经。具有利水渗湿，健脾安神之功效。茯苓的主要化学成分为β-茯苓聚糖，约占干重的 93%，含多种四环三萜类化合物，如茯苓素、齿孔酸和镁、钾等无机成分及麦甾醇、胆碱、卵磷脂等。现代药理学研究表明，茯苓具有调节免疫功能、利尿、抗炎等药理作用。茯苓素是茯苓利尿作用的有效成分，具有和醛固酮及其拮抗剂相似的结构，可与醛固酮受体结合，提高尿中 Na^+/K^+ 值从而产生利尿作用。羧甲基茯苓多糖可显著增强小鼠免疫。实验认为硫酸化茯苓多糖（SP）对腺嘌呤致慢性肾衰竭大鼠有明显的防治作用。临床用参芪地黄汤加减（党参、黄芪、生地黄、山药、山茱萸、茯苓、牡丹皮、泽泻、当归、川芎、益母草、赤芍、水蛭、车前子、金樱子、芡实、五味子、甘草等）联合西药治疗 IgA 肾病，总有效率达 91.3%。闫宝臣等用加味参芪地黄汤（党参、黄芪、熟地黄、山药、山茱萸、茯苓、牡丹皮、泽泻、丹参、牡蛎、枸杞子）治疗高血压病早期肾损伤疗效显著，发现其能降低尿微量白蛋白、α_1-微球蛋白，具有逆转高血压早期肾脏损害的作用[11]。

气阴两虚证是慢性肾脏病的常见证型，参芪地黄汤作为益气养阴法的代表方之一，张琪教授将其化裁运用在慢性肾脏病的治疗中，疗效显著[12]。参芪地黄汤在 IgA 肾病、膜性肾病等原发性肾病及糖尿病肾病、高血压肾损害等继发性肾病的防治中应用广泛，对辨证确属气阴两虚者疗效可靠，可改善患者主观症状，并从一定程度上纠正贫血及低蛋白血症状态，减少血尿、蛋白尿程度，降低血肌酐、尿素氮值，保护肾功能。其具体机制与上调肾组织肾病蛋白（nephrin）、足突蛋白（podocin）基因表达，稳定肾小球裂孔膜分子屏障及电子屏障，抑制系膜细胞异常增殖，提高红细胞免疫功能，促进循环免疫复合物清除等有关。参芪地黄汤与西药合用，可减轻激素、免疫抑制剂的不良反应，提高患者免疫力及依从性，较单独使用西药安全有效。

（一）张琪医案

参芪地黄汤治疗 IgA 肾病

患者，男，46 岁，2013 年 6 月 8 日初诊。

患者 2006 年感冒后出现双下肢水肿，至外院查尿蛋白（＋＋＋），24h 尿蛋白定量为 3.06g，尿红细胞 32.8 个/μL，肾穿刺提示 IgA 肾病。予服用缬沙坦胶囊 80mg/d 治疗，后患者间断服用中药治疗，多次复查 24h 尿蛋白定量最低为 1.18g，肾功能正常。近半个月患者感乏力、气短较甚，查 24h 尿蛋白定量 1.986g，尿红细胞 2.7 个/μL。

刻下症见：乏力，气短，多汗，腰酸痛，纳可，时感胃胀，尿频伴尿灼热，大便黏滞不爽，舌红，苔根部黄腻，脉细数。

中医诊断：肾衰病（气阴两虚，湿热内蕴）。

西医诊断：IgA 肾病。

治法：益气养阴，清化湿热。

处方：参芪地黄汤加减。太子参 30g，麦冬 15g，五味子 10g，生黄芪 30g，生地黄 15g，山药 12g，山萸肉 10g，牡丹皮 20g，茯苓 30g，芡实 30g，金樱子 30g，续断 20g，地骨皮 20g，淡竹叶 10g，蒲公英 20g，苏梗 12g，金银花 15g，熟大黄 12g，川牛膝 15g，怀牛膝 15g。水煎服，日 1 剂，分 2 次服。

二诊：2013 年 6 月 21 日。患者诉乏力、气短、多汗明显改善，已无尿频尿灼热，大便通畅，舌红，苔黄，脉细数，上方牡丹皮、熟大黄均减量至 10g，去蒲公英。30 剂，水煎服，日 1 剂。

三诊：2013 年 8 月 8 日。时感腰酸不适，余无明显不适，24h 尿蛋白定量 0.66g，尿红细胞 2 个/HP，上方续断加至 30g。其后始终以上方加减服用。

2014年2月11日患者复查尿蛋白定量为0.051g。将中药减量为每周3剂，共20剂，以巩固疗效。

按：患者经肾穿刺检查提示IgA肾病，临床表现为血尿、蛋白尿，中医学认为主要责之于肝、脾、肾三脏，故以参芪地黄汤肝、脾、肾同调，益气养阴，合生脉饮共补五脏气阴，合水陆二仙丹补肾涩精。加川牛膝、怀牛膝、续断补肝肾；加苏梗理气和胃；加淡竹叶、蒲公英清热通淋；加大黄通腑；加金银花、地骨皮滋阴透热。诸药合用，在补益五脏气阴的基础上，同时兼顾通六腑。若六腑不通，则影响五脏藏精的功能。六腑以通为用，五脏六腑协同，方能恢复五脏藏精气的功能。

（二）弟子医案

参芪地黄汤治疗慢性肾炎

患者，女，26岁，2014年8月21日初诊。

患者2014年5月体检发现血尿、蛋白尿，后在家休息，因无不适症状未治疗。就诊前半个月感乏力，腰酸痛，查24h尿蛋白定量2.8g，尿红细胞42.7个/μL，肾功能及血压正常。遂来林启展教授专科门诊求治。

刻下症见：乏力，腰酸痛，心烦易怒，月经量少，色暗，经行腹痛，舌暗红，苔薄黄，脉沉细。

中医诊断：肾病（气阴两虚，瘀血阻络）。

西医诊断：慢性肾炎。

治法：益气养阴，养血和血，化瘀止痛。

处方：参芪地黄汤加减。太子参15g，生黄芪30g，生地黄15g，山药15g，山萸肉10g，牡丹皮12g，茯苓20g，泽兰15g，当归10g，白芍20g，芡实30g，金樱子30g，小蓟30g，白茅根30g，丹参20g，益母草12g，生山楂20g。30剂，水煎服，日1剂，分2次服。患者以上方加减化裁，痛经明显时加川楝子10g、延胡索12g。

2014年9月30日复查24h尿蛋白定量1.76g，尿红细胞35.5个/μL。

2014年11月17日复诊，患者乏力、腰膝酸痛减轻，仍有痛经，程度较前减轻，复查24h尿蛋白定量1.21g，尿红细胞26.8个/μL。

2015年1月9日复诊，患者偶有痛经，下颌部少量痤疮，余无明显不适，复查24h尿蛋白定量0.75g，尿红细胞17.3个/μL，上方加土贝母15g清热化痰散结。

2015年3月5日复查24h尿蛋白定量0.45g，尿红细胞12.8个/μL，患者已无乏力、腰酸，心烦易怒明显改善，月经量可，经前轻微腹痛，余无明显不适。

按：患者临床表现为血尿、蛋白尿，以乏力、腰酸痛为主症，选方参芪地黄汤益气养阴，补益精气。患者月经量少，心烦易怒，此为气血不和，血不养肝，加当归、白芍、丹参养血柔肝，加泽兰、益母草活血通经利水，加生山楂化瘀止痛，加芡实、金樱子补肾涩精，加白茅根、小蓟凉血止血通淋。坚持使用本方，缓缓图之，患者症状改善，蛋白尿渐趋下降，病情保持稳定。

（余艳红 林启展）

参 考 文 献

[1] 王宇光，张琪. 国医大师张琪从脾肾论治肾病蛋白尿经验 [J]. 湖南中医药大学学报，2017，37（9）：925-927.

[2] 全春梅，陈小娟，何岩，等. 参芪地黄汤加减治疗慢性肾小球肾炎蛋白尿 40 例的临床观察 [J]. 中医临床研究，2013，5（11）：22-23.

[3] 黄绍阳，廖健，舒惠荃. 参芪地黄汤加减方治疗慢性肾小球肾炎蛋白尿疗效观察 [J]. 实用中医药杂志，2014，30（2）：109.

[4] 王宇光，张琪. 国医大师张琪从脾肾论治肾病蛋白尿经验 [J]. 湖南中医药大学学报，2017，37（9）：925-927.

[5] 王永德. 加味参芪地黄汤对慢性肾炎气阴两虚型血浆内皮素的影响及临床研究 [D]. 济南：山东中医药大学，2004.

[6] 杨光，李发胜，刘辉，等. 党参多糖对小鼠免疫功能的影响 [J]. 中药药理与临床，2005（4）：39.

[7] 彭晓杰，吴小川，张国珍，等. 黄芪对 IgA 肾病模型大鼠免疫紊乱调节作用的研究 [J]. 中华儿科杂志，2008（1）：55-60.

[8] 章永红. 地黄对小鼠实验性肾病模型的作用 [J]. 河南中医，1999（2）：3-5.

[9] 徐增莱，汪琼，赵猛，等. 淮山药多糖的免疫调节作用研究 [J]. 时珍国医国药，2007（5）：1040-1041.

[10] 吕晓东，杨胜，齐春会，等. 茱萸免疫活性部位 F-1C 的免疫抑制作用 [J]. 中国天然药物，2004（1）：51-55.

[11] 闫宝臣，宋海宏，史先芬，等. 加味参芪地黄汤治疗高血压病早期肾损伤疗效观察 [J]. 中国中医急症，2008（3）：294-295.

[12] 李莲花，张佩青. 张琪教授燮理肾脏阴阳治疗慢性肾脏病的经验 [J]. 中国中西医结合肾病杂志，2018，19（6）：476-477.

第十四节　消坚排石汤

方药　金钱草 50g，三棱 15g，莪术 15g，鸡内金 15g，丹参 20g，赤芍 15g，牡丹皮 15g，桃仁 15g，红花 15g，滑石 20g（先煎），瞿麦 20g，萹蓄 20g，车前子 15g（包煎）。

用法　水煎服。

功用　清热利湿，利水通淋。

主治　下焦湿热证。常见于泌尿系结石、积液及尿路感染等疾病。

方义　金钱草为治疗尿路结石之首选药。此药始见于《本草纲目拾遗》："性微寒祛风治湿热"，"治脑漏、白浊、热淋、玉茎肿痛……"。并未记载治砂石淋，近代始发现其有清热解毒、利尿排石、活血散瘀之作用。故本方以之为主药；三棱、莪术、鸡内金破积软坚行气；赤芍、牡丹皮、丹参、桃仁、红花活血祛瘀散痛消肿，再配以萹蓄、瞿麦、滑石、车前子清热利湿。上药相互协同，故能奏溶石排石之效。

方药溯源　本方为张琪教授自拟方，可以认为是根据《太平惠民和剂局方》之八正散合《症因脉治》之活血汤加减化裁而来。八正散为治疗热淋的常用方，其证因湿热下注膀胱所致。湿热下注蕴于膀胱，水道不利，则表现为尿频尿急、淋沥涩痛、尿色浑赤。于此方中，张老取萹蓄、瞿麦、滑石、车前子等清热利水通淋之品。《圣济总录》卷一七九载有滑石散：滑石半两，车前子半两，治疗小便淋涩不通。而泌尿系结石乃顽疾，当集活血、行气、软坚、化石之力为一体，取活血汤（当归、赤芍、牡丹皮、红花），尤嫌不足，再添桃仁、丹参加强活血；三棱、莪术破积软坚行气；鸡内金、金钱草溶解结石，以求排石之效。

名医发挥 泌尿系结石属祖国医学中的"砂淋"、"石淋"病。其多因湿热久蕴，煎熬尿液，结为砂石、阻塞尿路所致。砂石阻塞日久，进一步壅遏气血，郁而化热，二者互为因果，形成恶性循环，导致砂石体积日益增大，数目增多，促进病情恶化。该病除了常见的疼痛和尿血外，由于长期尿路梗阻，往往继发感染，部分患者可以并发严重的肾积水，造成慢性肾衰竭。治疗此病用清热利湿、涤石通淋法有一定效果。其机制是通过药物的利尿作用，增加尿流量，促进输尿管蠕动，有利于结石之排出。尤应重视的是凡结石停留必使气血阻遏，而结石之排出又必赖气血之宣通以推动。故在应用清利湿热基础上，必须配伍行气活血、软坚化积之品，一方面宣通气血，另一方面又可促使结石溶化。张琪教授基于以上理论，自拟消坚排石汤。若结石体积过大，难以排出，可以加入甲珠、皂刺以助其散结消坚之功；若病程日久正气亏虚，应扶正与祛邪兼顾，肾气虚者可以加入熟地黄、枸杞子、山药、菟丝子等；肾阳不足者，加以肉桂、附子、茴香等；兼有气虚者，可以适当配合党参、黄芪。

肾结石日久不去易引起肾积液致尿路感染反复不愈，此多由肾阳衰微，气化功能不足，湿热毒邪蕴蓄不除所致，故治疗肾积水须以温阳化气为首要治则，常用药物如附子、桂枝、乌药等；其次要注意清热解毒利湿，祛其湿热毒邪，常用药物如败酱草、金银花、连翘、桃仁等。另外还要注意酌加行气药，"肝经过腹环阴器"，尿道、外阴为足厥阴肝经所过之处，临证可酌加木香、青皮、橘核、川楝子入肝经之药，在引药至病所的同时行气郁结、消滞止痛。张老在治疗本病伴有肾积水时喜用威灵仙，此处取其走窜之性，通经络、散癖积之功。《本草经疏》谓："主诸风，为风药之消导善走者也，膀胱宿脓恶水，靡不由湿所成，祛风除湿，病随去矣。"《本草正义》谓其："以走窜消克为能事，积湿停痰，血凝气滞，诸实宜之。"经过大量临床实践证明，威灵仙对肾结石有良好的治疗作用，肾结石伴有肾积水用之尤为适宜。

临床应用 张琪教授曾治疗一位 73 岁老年患者，症见：腰部酸痛，倦怠乏力，排尿时有中断现象，舌淡苔白厚腻，脉沉而无力。尿常规：白细胞 10～12 个/HP，红细胞 5～10 个/HP。B 超：左侧肾盏结石块，直径为 3.5mm，右侧输尿管中上段有结石两块，直径分别为 1.3mm 及 1.8mm。辨证为肾阳不足正气虚衰，湿热蕴蓄，血络瘀阻。治宜温肾阳助气化，清热利湿，通络排石。处方：乌药 20g，白芷 15g，三棱 15g，莪术 15g，金钱草 30g，海金沙 20g，鸡内金 15g，车前子 30g，瞿麦 20g，萹蓄 20g，桃仁 15g，威灵仙 15g，桂枝 15g，附子 10g，甘草 15g。水煎服，日 1 剂，早晚温服。患者共服药 80 余剂，结石全部排出，B 超示积水消失，病遂痊愈。随访年余，状态稳定无复发[1]。

广东省第二中医院针灸康复科针对收治的 80 例肾结石患者，随机分为对照组与治疗组，每组 40 例，对照组给予传统西医治疗；治疗组在对照组基础上给予消坚排石汤治疗。3 周为 1 个疗程，两组均连续治疗 2 个疗程后，评价临床疗效，治疗组的显效率和总有效率明显高于对照组（$P < 0.05$）；治疗后，治疗组的尿 β_2 微球蛋白、血 β_2 微球蛋白、血肌酐以及血尿素氮均明显低于对照组（$P < 0.05$）[2]。

云南中医学院第一附属医院张春艳将 68 例泌尿系统结石患者，随机分为两组，治疗组 36

例以消坚排石汤治疗，对照组 32 例以排石颗粒治疗，两组均以 4 周为 1 个疗程。结果：治疗组总有效率 94.44%，对照组总有效率 53.22%；两组总有效率比较差异显著（$P<0.01$）[3]。

现代药理研究 泌尿系结石的形成是由于尿液中矿物质的过度饱和，导致肾脏内晶体的形成、生长、聚集和滞留。此外，某些相对不溶性药物或它们的代谢物在尿液中过度饱和也会引起结石。现代医学研究表明，清热利湿药可增强输尿管动作电位，增加尿量，并间接引起输尿管蠕动增强，推动结石下移和促进结石排出。实验研究表明：金钱草有利胆排石和利尿排石作用。金钱草的醇不溶物中的多糖成分，对尿路结石的主要成分——草酸钙的结晶有抑制作用，且抑制作用随浓度的增加而增加。金钱草还可使血液、尿液偏酸性，使在碱性环境中易于形成的结石有所溶解，减慢草酸钙结石生长速率，减少晶体聚集的程度，从而有利于治疗结石。湿热蕴于肾，煎灼津液而成结石，易致肾中气血运行不畅，气滞血瘀，不通则痛。瘀血阻滞是形成石淋的重要病机，故采用此法可化瘀散结，促进气血运行通畅而排石。药理研究证明，活血化瘀药能够改善微循环、降低炎症反应减少渗出，促进炎症吸收，并使炎症的病灶局限化，抑制炎性肉芽肿形成，因而能充分降低感染过程的病理损害，还具有抗血小板凝集、抗凝血以及调节血液流变学的药理作用[4]。莪术与三棱配伍能增强破血行气、消积止痛之功，现代药理学研究也表明，两者具有良好的抗炎、抗栓的作用[5-6]。萹蓄与瞿麦相配伍能增强清热利尿通淋之功，现代药理学研究表明[7-8]，萹蓄无论是皮下注射还是灌胃，都可产生利尿作用，同时萹蓄提取物对葡萄球菌、大肠埃希菌、铜绿假单胞菌等细菌均有抑制作用；瞿麦煎剂有利尿作用，可以影响肾血容积，同时有抗炎作用。

（一）张琪医案

消坚排石汤治疗肾结石并尿路感染

患者，女，67 岁，于 2013 年 7 月 1 日初诊。因肾结石后血尿，曾先后碎石 5 次，近几年反复肉眼血尿，近日口服抗生素。

症见：现无明显尿路刺激征，黄带多，舌暗红，苔薄少，脉浮数。

辅助检查：B 超：双肾结石（左肾结石鹿角形）伴右肾盂轻度积水（右肾盂结石最大者长 0.6cm）。高倍镜下白细胞满视野。

中医诊断：石淋（湿热下注，气滞血瘀）。

西医诊断：双肾结石并尿路感染。

治法：清热利湿，行气活血。

处方：王不留行 20g，鸡内金 15g，金钱草 30g，三棱 15g，莪术 15g，土茯苓 30g，瞿麦 20g，车前子 20g（包煎），石韦 20g，滑石 20g（先煎），赤芍 15g，丹参 15g，桃仁 15g，连翘 20g，金银花 15g，桂枝 15g，甘草 15g。水煎服，日 1 剂，早晚温服。

二诊：2013 年 8 月 5 日。黄带明显减少，无尿频急痛，睡眠不佳，舌淡红无苔，脉微弦。复查彩超：右肾结石已无，左肾结石（鹿角形），右肾盂轻度积水。

处方：王不留行 30g，鸡内金 15g，金钱草 30g，三棱 15g，莪术 15g，土茯苓 30g，瞿麦 20g，车前子 20g（包煎），石韦 20g，滑石 20g（先煎），赤芍 15g，丹参 20g，桃仁 20g，酸枣仁 20g，茯神 20g，柏子仁 20g，甘草 15g。水煎服，日 1 剂，早晚温服。

按：张老认为治疗尿路结石尤其结石停留上尿路肾盏较高部位者，单纯以清热利尿通淋法治疗则效果不显，因结石停滞必定影响气血通畅，故而治疗时常在清热利湿之剂外伍以行气活血化瘀之品，常获捷效。自拟方消坚排石汤，以金钱草为主药，三棱、莪术、鸡内金、王不留行破积软坚，桃仁、丹参、赤芍等活血祛瘀；再配以瞿麦、石韦、滑石、车前子等清热利湿，诸药协同可排石溶石。而加上桂枝，取其辛散温通，以流畅一身之血脉，防止局部气血凝滞。甘草补益中气，并调和诸药，配合桂枝温阳化气。此患初诊时合并有尿路感染并见黄带，故加以金银花、连翘清热解毒，土茯苓清热、除湿、解毒。二诊时热象不显，而见睡眠不佳，故去金银花、连翘之清，加以酸枣仁、茯神、柏子仁安神宁心助眠。

（二）弟子医案

消坚排石汤治疗输尿管结石

患者，男，44岁，2021年3月18日初诊。

既往体检曾发现肾结石。

就诊当日清晨起，患者无明显诱因下出现右侧中下腹疼痛，呈阵发性、牵扯痛，放射至会阴部，遂到社区医疗服务中心就诊，给予头孢类抗生素、五淋化石丸口服，疼痛未缓解，遂来广东省中医院肾病专科门诊就诊。

症见：表情痛苦，右侧中下腹疼痛，胀痛感，伴腰痛，排尿稍困难，舌淡苔黄厚腻，脉弦滑。

查体：右侧输尿管点压痛（＋），右侧肾区叩击痛（＋）。

辅助检查：泌尿系超声检查：双肾大小形态正常，包膜光滑。右肾集合系统分离，内见液性暗区，范围约57mm×15mm，双肾集合系统内可探及数个强回声光团，较大者约4mm×3mm（左肾中部），3mm×3mm（右肾上部），后方伴淡声影；双肾实质未见异常回声。右肾输尿管上段内径约8mm，下端近膀胱出口处可探及一强回声光团，大小约6mm×5mm，后方伴声影；左肾输尿管无扩张。膀胱充盈一般，壁光滑，内未见异常回声。前列腺大小约38mm×29mm×30mm，形态正常，包膜完整，实质回声欠均匀，内见强回声斑。

中医诊断：腹痛（下焦湿热）。

西医诊断：泌尿系结石（双肾、右输尿管）。

处方：金钱草50g，三棱15g，莪术15g，鸡内金15g，桃仁15g，红花15g，郁金15g，瞿麦20g，萹蓄20g，滑石20g（先煎），车前子15g（包煎），赤芍15g，乌药10g，延胡索15g，香附15g。

二诊：2021年3月26日。服药后疼痛减轻，次日排出一颗小石头，大小约3mm×4mm。症见：表情轻松，无腹痛，排尿顺畅。舌淡苔黄厚腻，脉弦滑。复查泌尿系彩超：双侧输尿管未见结石、无扩张。膀胱未见明显异常声像。其余同前。

按：尽管手术水平日益提高，但中医药治疗泌尿系结石仍然有其独到的优势，对于结石不甚大，尿路梗阻不甚严重，尤其是年高体虚不宜手术的患者，中药治疗不仅可以避免手术对肾实质的损伤，而且可以更有效地促进肾积水的吸收、感染的消退以及肾功能的恢复。泌尿系结石往往虚实夹杂，又经常并发血尿等，治疗并非易事。

在强调湿热证贯穿疾病始终的基础上，也应重视凡结石停留必使气血阻郁，而结石之排出又必赖气血之宣通以推动之。因此，调理气血，是治疗本病之本。临床重在辨证施治的基础上常配伍一些理气活血单味药，往往取得良效。如配伍三棱、莪术、川楝子、鸡内金破积软坚行气；赤芍、牡丹皮、丹参、桃仁、红花活血化瘀散痛消肿。气血疏通，湿热不得滞留，结石方可排出。

（李伶俐　吴禹池）

参 考 文 献

[1] 孙元莹，吴深涛，王暴魁. 张琪教授治疗肾结石经验介绍 [J]. 时珍国医国药，2007（7）：1791-1792.

[2] 陈红林，蔡荣华，陈礼锦. 消坚排石汤治疗肾结石的临床观察 [J]. 中国当代医药，2012，19（4）：103-104.

[3] 张春艳，吴净，吉勤，等. 消坚排石汤治疗泌尿系统结石 36 例 [J]. 云南中医学院学报，2007（4）：52-53.

[4] 高冲，刘璐，胡爱菊，等. 活血化瘀中药的药理作用研究进展 [J]. 药物评价研究，2013，36（1）：64-68.

[5] 王普霞，周春祥，陆兔林. 莪术不同炮制品活血化瘀作用研究 [J]. 中成药，2004（11）：47-48.

[6] 戴仕林，吴启南，殷婕. 中药三棱的现代研究进展 [J]. 中国民族民间医药，2011，20（1）：63-64.

[7] 徐燕，李曼曼，刘增辉，等. 萹蓄的化学成分及药理作用研究进展 [J]. 安徽农业大学学报，2012，39（5）：812-815.

[8] 刘晨，张凌珲，杨柳，等. 瞿麦药学研究概况 [J]. 安徽农业科学，2011，39（33）：20387-20388，20392.

第十五节　加味理血汤

方药　生龙骨 20g，生牡蛎 20g，海螵蛸 20g，茜草 20g，阿胶 15g，山药 20g，生白芍 15g，焦栀子 10g，牡丹皮 15g，知母 10g，黄柏 10g，白头翁 15g，甘草 15g。

用法　水煎服。

功用　滋阴补肾，收敛固涩，清热化瘀。

主治　血尿日久耗伤肾阴，兼有瘀滞者。常用于 IgA 肾病、慢性肾小球肾炎、慢性肾盂肾炎以血尿为主者。

方义　本方从理血汤加味而来，方中龙骨、牡蛎、茜草、海螵蛸固摄尿血，又有化滞作用；山药、阿胶补血益阴；白芍酸寒敛阴；白头翁性寒凉而清肾脏之热，且味苦而涩有收敛作用。张琪教授常加牡丹皮、焦栀子、知母、黄柏以助其清热化瘀之力，全方补虚、育阴、固脱、清热化瘀；最后以甘草调和诸药。

方药溯源　理血汤出自《医学衷中参西录·医方治淋浊方》，为治疗血淋之主方，原方药物组成：生山药一两，生龙骨（捣细）六钱，生牡蛎（捣细）六钱，海螵蛸（捣细）四钱，茜草二钱，生杭芍三钱，白头翁三钱，真阿胶（不用炒）三钱。

张锡纯认为："血淋之证，大抵出之精道也。其人或纵欲太过而失于调摄，则肾脏因虚生热。或欲盛强制而妄言采补，则相火动无所泄，亦能生热，以致血室中血热妄动，与败精合化为腐浊之物，或红或白，成丝成块，溺时堵塞牵引作疼。山药、阿胶以补肾脏之虚，白头翁其性寒凉，其味苦而兼涩，凉血之中大有固脱之力，故以清肾脏之热，茜草、螵蛸以化其凝滞而兼能固其滑脱，生龙骨、生牡蛎以固其滑脱而兼能化其凝滞，芍药以利小便而兼能滋阴清热，所以投之无不效也。"

除用于肾虚生热、血热妄动之血淋外，本方还可用于溺血、大便下血证之由于热者。张锡纯提出："溺血者，加龙胆草三钱。大便下血者，去阿胶，加龙眼肉五钱。若虚甚者，又当重用白术，或更以参、芪佐之。若虚而且陷者，当兼佐以柴胡、升麻。若虚而且凉者，当兼佐以干姜、附子，减去芍药、白头翁。"

名医发挥 加味理血汤是张琪教授在张锡纯治血淋方理血汤的基础上化裁而来的，主要应用于IgA肾病、慢性肾小球肾炎、慢性肾盂肾炎以血尿为主者。血尿在中医中归属于"溺血"、"尿血"范畴。外邪侵袭，入里化热伤及脏腑，灼伤肾络而发血尿；久居湿地，感受湿热之邪或嗜食肥甘厚腻，聚湿生热，湿热蕴结损伤下焦阴络而发血尿；情志抑郁或饮食不节以致气机阻滞或湿热壅盛、瘀血内阻，血不循经外溢而发血尿。先天禀赋不足、劳倦太过，致肾阴亏虚，相火妄动，阴虚火旺，邪热炽盛循经损伤肾络或肾失固摄而出现血尿；素体阴虚，肾阴不足，阴虚久必耗气，进而形成气阴两虚之候。IgA肾病、慢性肾小球肾炎及慢性肾盂肾炎，或长期使用激素及细胞毒药物，或反复使用抗生素，使机体阴阳失调，水火失济，邪热瘀毒灼伤脉络而发为血尿。临床表现虚实夹杂，缠绵难愈，属于本虚标实之证，肝肾阴虚或气阴两虚是其本，邪热瘀毒是其标。

张老认为，血尿日久不愈，久病则肾阴亏虚，阴虚生内热，相火妄动，邪热灼伤血络而致尿血，而出血多有瘀滞，瘀血阻络，血不循经，则血尿不止，邪热下扰肾络，使血尿加重或反复，病机离不开热、虚、瘀。是否有瘀，可以从以下临床表现去捕捉信息：病程较长，出血反复不止，色紫暗或夹血块，其人面色黧黑，或唇甲青紫；或皮下紫斑，或肌肤甲错，口唇干燥而渴，但饮水不多，舌体青色或有青色或紫色的斑点、舌下络脉曲张，脉多细涩或结、代。

针对辨证为阴虚火旺迫血妄行证之血尿者，张老在张锡纯理血汤的基础上，加入牡丹皮、焦栀子、知母、黄柏以助其清热化瘀之力。此四者，可清肾热，润燥滋阴。《得配本草》："丹皮、川柏，皆除水中之火，……盖肾恶燥，燥则水不归元，宜用辛以润之，凉以清之，丹皮为力；肾欲坚，以火伤之则不坚，宜从其性以补之，川柏为使。"《本草经疏》谓："栀子，清少阴之热。"《本草纲目》："肾苦燥，宜食辛以润之；……知母之辛苦寒凉，下则润肾燥而滋阴。"理血汤本是张锡纯治疗血淋、溺血证之有热者之名方，张琪教授在其基础上加入四味清肾热、滋肾阴之药，用于血尿日久不止，耗伤阴血、肾失固摄而有瘀滞者，多获良效。

临床应用 张佩青教授为张琪国医大师之女，深得张老真传，曾治一例轻度系膜增生性肾小球肾炎患者，血尿持续存在，就诊时咽干痛，时有乏力，尿红细胞20～30个/HP，隐血（＋＋＋），舌质红，苔薄白，脉沉细。辨证为气阴两虚，热毒壅滞。张佩青教授以加味理血汤化裁治疗，处方：山药20g，阿胶20g，海螵蛸20g，茜草20g，生龙牡各30g，白头翁20g，金银花30g，白花蛇舌草30g，北沙参20g，蒲黄20g，棕榈炭20g，生地榆20g，生甘草15g。服药2个月后患者尿红细胞减少，尿隐血（＋），同时咽痛消失，唯仍有乏力，前方去金银花、白花蛇舌草、北沙参，加用黄芪30g，服药1个月后患者乏力感消失，尿红细胞3～5个/HP，隐血（＋），随诊1年，患者病情稳定，尿红细胞<10个/HP，隐血（-）或（＋）。

张佩青教授另治一例过敏性紫癜性肾炎患儿，外院治疗后皮肤紫癜消失，尿红细胞及隐血持续存在，日久未愈。来诊时患者纳差，尿红细胞10～25个/HP，隐血（＋＋），舌淡红，苔薄白，脉沉细。辨证为气阴两虚、瘀血阻络，以加味理血汤化裁治疗，处方：山药15g，黄芪20g，白芍15g，海螵蛸15g，茜草15g，生龙牡各20g，白头翁15g，白术15g，侧柏叶15g，棕榈炭15g，藕节15g，鸡内金15g。服药20天后，患儿胃纳明显改善，无其余不适，尿红细胞减少，隐血（＋）。随诊 2 年患儿发育良好，胃纳佳，皮肤紫癜未复发，尿红细胞＜5 个/HP[1]。

黑龙江中医药大学附属第一医院肾内科对理血汤加减治疗无症状血尿的疗效进行观察与总结，将 30 例无症状性血尿并经中医辨证属于气阴两虚证的患者，予口服中药汤剂理血汤加减治疗，药物组成为山药20g，黄芪25g，白芍30g，海螵蛸20g，茜草10g，生牡蛎30g，白头翁20g，白术15g，当归20g，旱莲草15g，菟丝子15g，杜仲15g，甘草10g。连续治疗 2 个月后观察发现，经治疗后患者中医症状较治疗前明显改善，尿隐血及尿红细胞、尿红细胞畸形率较治疗前降低，差异具有统计学意义（P＜0.05）[2]。

现代药理研究　肾小球肾炎时，由于免疫复合物沉积，补体活化，炎症因子的释放等诸多因素导致肾脏病理上的肾小球系膜细胞和（或）毛细血管内细胞增生，炎症细胞浸润，免疫复合物沉积，毛细血管壁的纤维素样坏死，由此所引起的红细胞从毛细血管漏出是血尿发生的重要机制。中医认为血本阴精，或由外感、内生之邪积于络中，化热成毒，灼伤肾络，迫血妄行由精道排出，或由脾肾虚弱不能固摄致精血由肾络外溢，离经之血亦是瘀血，治疗当活血与止血并重。故张琪教授之加味理血汤活血化瘀与固涩止血并用，辅以益肾固脱、清热养阴、调节免疫等药物，全方位治疗，效果明显。现代药理学研究表明，龙骨、牡蛎中所包括的磷酸钙和碳酸钙具有降低血管通透性、加快血液凝固的作用，另外龙骨还有调节免疫的作用[3-4]。海螵蛸中含有的甲壳素、壳聚糖以及碳酸钙，可促进凝血因子的形成以及血小板的活化、诱导红细胞聚集、直接参与凝血过程、促进纤维蛋白的凝结[5]。阿胶能够降低血液的黏稠度及血管壁通畅度[6]。茜草可通过缩短出血和凝血时间、增加血小板数量、增强其聚集性等途径达到止血目的[7]。芍药、牡丹皮均有抑制血小板聚集和抗血栓形成作用，能改善机体血流动力学，在促进组织器官抗缺血、耐缺氧方面也有作用[8]；白头翁及黄柏均有明确的抗炎、调节免疫的作用[9-10]。此方以活血化瘀、凉血止血为主，即通过改善患者血流动力学紊乱、凝血功能紊乱，并辅以调节免疫、抗炎等，促进血尿的缓解。

（一）张琪医案

加味理血汤治疗血尿

郭某，女，25 岁，2013 年 8 月 14 日初诊。

肉眼血尿 4 个月余，于黑龙江中医药大学附属第一医院就诊，行系列检查，尿红细胞位相：均一型 97%。泌尿系 CT、B 超未见异常，泌尿系造影未见异常。膀胱镜：膀胱内尿呈洗肉水色。见小血块一枚，未见赘生物，未见喷血。

症见：肉眼血尿，月经不定期，经期腹胀，五心烦热，乏力甚，手冷，下肢凉，健忘，舌淡暗，苔薄白，脉微。

中医诊断：尿血（气阴两虚）。

西医诊断：血尿查因。

中药处方：黄芪100g，西洋参15g，白术20g，升麻10g，柴胡15g，当归20g，山萸肉20g，熟地黄20g，龟板20g，女贞子20g，旱莲草20g，茜草20g，海螵蛸20g，龙骨20g，牡蛎20g，阿胶15g（烊化），大枣3 个，甘草15g。水煎服。

按：此例为血尿查因患者，西医诊断未能明确，在开展病因检查的同时可以中医药为主治疗。患者经期腹胀，五心烦热，乏力甚，手冷，下肢凉，舌淡暗，苔薄白，脉微，均提示患者气阴两虚，乏力甚，脉微，提示以中气虚弱为主，《医学衷中参西录》曰："中气虚弱，不能摄血，又兼命门相火衰弱，乏吸摄之力，以致肾脏不能封固，血随小便而流出也。"张老以补中益气汤合加味理血汤治疗，补中益气汤重用黄芪益气固摄止血，理血汤中阿胶以补肾脏之虚，茜草、海螵蛸以化其凝滞而兼能固其滑脱，龙骨、牡蛎以固其滑脱而兼能化其凝滞，加用山萸肉、熟地黄、龟板、女贞子、旱莲草补益肾阴。患者手脚凉，为虚且凉者，故去芍药、白头翁、牡丹皮、焦栀子、知母、黄柏等性寒之品。

关于理血汤的灵活运用，张锡纯提出："若虚甚者，又当重用白术，或更以参、芪佐之。若虚而且陷者，当兼佐以柴胡、升麻。若虚而且凉者，当兼佐以干姜、附子，减去芍药、白头翁。"针对此例患者，张老辨证论治可谓深得张锡纯之精髓，加上个人理解发挥，全方处方精妙，配伍精良，可达良效。

（二）弟子医案

加味理血汤治疗 IgA 肾病

施某，女，38 岁，2019 年 7 月 12 日。

患者于 2014 年 4 月因双下肢水肿、右下腹部疼痛，在当地医院检查发现尿隐血、尿蛋白阳性，诊断为慢性肾炎，口服肾炎舒胶囊、黄葵胶囊、贞芪扶正颗粒后效果不佳。2017 年 2 月在广东省中医院行肾穿刺活检提示 IgA 肾病（中度弥漫性系膜增生，节段硬化 2/28，局灶球性硬化 9/28，轻度肾小管萎缩，约 25%，M1E0S1T1C0）。肾功能：血肌酐正常。24h 尿蛋白定量 2.18g。口服中药及西药治疗，多次随诊复查，2017 年 3 月 29 日尿常规：尿蛋白（＋＋），尿隐血（＋＋＋），2018 年 4 月 14 日尿蛋白（＋），尿隐血（＋＋），血肌酐 95μmol/L。2018 年 6 月 4 日尿蛋白（±），尿隐血（＋＋）。2019 年 4 月 29 日尿蛋白（＋），尿隐血（＋＋）。

症见：偶有头晕，腰酸，双下肢乏力，口干口苦，咽痒咽痛，咽部异物感，脱发明显，偶有呃逆嗳气，纳眠一般，大便每日 2 次，质软，夜尿 1 次，舌暗红，苔薄黄，脉细弱。

中医诊断：尿血（气阴两虚，兼有虚热）。

西医诊断：IgA 肾病，慢性肾功能不全。

中药处方：山药 15g，茯苓 10g，泽泻 10g，牡丹皮 10g，知母 15g，黄柏 10g，浙贝母 15g，海螵蛸 15g，龙骨 20g，牡蛎 20g，柴胡 10g，茜草 20g，昆布 15g。水煎服。

患者多次复诊，上方加减使用，至 2021 年 8 月，复查尿隐血（＋＋），尿蛋白（＋），血肌酐 118μmol/L。

按： 此例为 IgA 肾病患者，以血尿为主，兼有蛋白尿及肾功能不全，治疗目的以保护肾功能、延缓病情进展为主，西医无特效药物，中西医结合为主要治疗方法，患者头晕，乏力，口干口苦，咽痒咽痛，咽部异物感，舌暗红，苔薄黄，脉细弱，提示气阴两虚、兼有虚热。腰酸、脱发、夜尿则提示肾虚，气虚不能摄血，肾虚不能固涩封藏，虚热灼伤肾络，则津血、精微随小便而流出，表现为血尿、蛋白尿。林启展教授以张老加味理血汤加减治疗，随访至今 2 年余，患者血尿及蛋白尿未见明显增多，肾功能稳定，达到了控制病情进展，延缓肾衰竭的治疗目的。

（张上鹏　高燕翔　林启展）

参 考 文 献

[1] 王丽彦，张佩青. 张佩青教授应用加味理血汤治疗慢性肾病血尿经验 [J]. 中医药信息，2016，33（2）：64-65.

[2] 闫宇欣，张传方. 理血汤加减治疗无症状性血尿 30 例临床观察 [J]. 亚太传统医药，2016，12（24）：149-150.

[3] 吴淑芳. 龙骨药材的鉴别及药学研究进展 [J]. 世界最新医学信息文摘，2016，16（84）：30.

[4] 代春美，廖晓宇，叶祖光. 海洋中药牡蛎的化学成分、药理活性及开发应用 [J]. 天然产物研究与开发，2016，28（3）：437，471-474.

[5] 王丹，王晶娟. 海螵蛸止血作用的现代研究进展 [J]. 中医药学报，2018，46（6）：113-118.

[6] 杨琳，张朝绅. 中药阿胶临床应用分析及药理作用 [J]. 中国实用医药，2020，15（24）：192-194.

[7] 胡玉霞，余世春，王圣男，等. 凉血止血中药的研究进展 [J]. 现代中药研究与实践，2014，28（2）：66-69.

[8] 杭传珍. 活血化瘀治则的药理学基础 [J]. 中医临床研究，2019，11（1）：34-35.

[9] 高妍，周海芳，刘朵，等. 黄柏化学成分分析及其药理作用研究进展 [J]. 亚太传统医药，2019，15（4）：207-209.

[10] 李长玲，蔺娇，栾园园，等. 白头翁药理作用研究进展 [J]. 畜牧与饲料科学，2019，40（3）：88-91.

第十六节　新方流气饮

方药　干晒参 15g，白术 20g，茯苓 20g，甘草 10g，陈皮 15g，半夏 15g，公丁香 10g，木香 7g，枳实 15g，川朴 15g，槟榔 15g，香附 15g，草果仁 15g，青皮 15g，大黄 10g，瞿麦 20g，肉桂 10g。

用法　水煎服。

功用　开郁利水，健脾燥湿。

主治　气滞水停证。常见于急慢性肾衰竭、肾小球肾炎及肾病综合征所致水肿、腹水者。

方义　本方是张老由《太平惠民和剂局方》中木香流气饮一方加以化裁而来，药味繁多而不杂乱，先以人参、白术、茯苓、甘草、陈皮、半夏即六君子汤益气健脾祛湿，再以丁香、厚朴、草果仁、肉桂加强温脾燥湿之力，枳实、槟榔、香附、青皮理气开郁以助三焦气化，并加大黄、瞿麦泻热通利二便，木香行气、调中、导滞。此外，对于重症患者，张琪教授常加上小量醋甘遂以泻热逐水消肿。诸药合用，共奏开郁利水，健脾燥湿之功。

方药溯源　木香流气饮见于《太平惠民和剂局方》，原方药物组成：半夏二两，陈皮二斤，厚朴、青皮、香附、紫苏叶、甘草各一斤，人参、茯苓、木瓜、石菖蒲、白术、白芷、麦门冬各四两，草果仁、肉桂、莪术、大腹皮、丁香皮、槟榔、木香、藿香叶各六两，木通八两。上药共研粗末，每四钱，加姜三片，枣二枚，水煎服。该方主调顺荣卫，通流血脉，快利三焦，通和五脏，可治气滞痞满，胸膈膨胀，口苦咽干，呕吐食少，肩背腹胁刺痛；或治喘急痰嗽，面目四肢浮肿，小便赤涩，大便秘结；亦可治忧思太过，怔忡郁积，脚气风热，聚结肿痛，喘满胀急。

气与水，本同出一源，气行则水行，气滞则水停，而本方的精妙之处就在于快利三焦，利水与理气并行。《黄帝内经》有云："三焦者，决渎之官，水道出焉。"《难经》则云："三焦者，原气之别使也，主通行三气，经历于五脏六腑。"可见三焦主疏通水道，运化水液，为水液升降出入的通道，三焦亦是元气运行的道路。三焦的生理特点如《黄帝内经》中所言："上焦如雾，中焦如沤，下焦如渎"。对于本病的治疗，疏利三焦应不忘调理脾土。脾胃居于中焦，是气机升降的枢纽。通过健脾，使脾能升发，继而开解气郁，使气机条达，三焦通畅，津液敷布。

原方以木香为君药，《本草纲目》称其"乃三焦气分之药，能升降诸气"。方中含四君子汤合麦冬、肉桂健脾补虚，佐以白芷、丁香皮、藿香、厚朴、陈皮、青皮、草果仁、槟榔、香附、紫苏叶、大腹皮、莪术理气开郁，半夏、石菖蒲化痰，白术、茯苓、木通、木瓜利水渗湿。虽为治水，然理气与健脾药物占比更高。

名医发挥 木香流气饮经张老化裁后，主要用于治疗急慢性肾衰竭、肾病综合征、肾小球肾炎、肝硬化等各种原因所致水肿、腹水。不管何种水肿、腹水，本方主在治疗证型属气滞水停者。

脾居中州，主运化水液及水谷精微，张琪教授认为，蛋白属于人体精微物质，脾虚运化失司，精微不能正常输布，精微下注即为蛋白尿；脾虚水湿停聚，泛溢肌肤，则为水肿。张老总结出，对于气滞水停、水气同病的水肿患者，单纯采用大量利水药物往往不能收获疗效，治疗重点应在于调理其三焦气化功能，而理三焦首在治脾胃。这与《黄帝内经》所述病机"诸湿肿满，皆属于脾"相符。因此，不同于原方的药物剂量，张老所用新方流气饮中，加大了四君子汤的药量，强调了健脾益气。脾胃作为气机升降枢纽，脾胃健运是三焦气机通畅的首要条件之一。脾气健运后，再投以疏肝理气药物，使肝木不能伐土，周身气机条达，气行则水行，再投以少量利水燥湿药物即可见效。此外，对于肾病水肿患者，由于多数患者病程日久，病情错综复杂，其病机虽主要为气滞水停，也可兼夹湿热、阴亏等。基于此，为防温燥太过，张琪教授适当减少了燥湿药物的药味及用量，并加入了大黄以通腑泄浊，能有效促进尿毒素等物质的排出。对于重症患者，张琪教授往往还加上小量醋甘遂泻热逐水，含经方十枣汤之意。甘遂药力峻猛，为泻水之圣药，可通利二便。用张老化裁而得的新方流气饮治疗肾病重度水肿、腹水、二便不通常能迅速收获疗效，不仅尿量增加、水肿减退，尿蛋白也可随之减少，肾功能甚至可部分恢复。

临床应用 张琪教授治疗1例肾病综合征患者，症见四肢肿、腹胀满、胸闷胁痛、气逆、口苦咽干、小便少、大便黏、舌苔厚腻、脉弦滑等，以木香流气饮加减化裁而得的新方流气饮治疗，患者诸症改善，腹水、水肿消失，现代医学检验指标也明显好转[1]。

巢湖地区人民医院中医科吴子春治疗一例辨证为三焦壅滞，水湿停聚的肾性水肿蛋白尿患者，先投五苓散合五皮饮无效后，改予木香流气饮加减后，效如桴鼓。15剂后患者腹水、水肿渐消，尿红细胞转阴性，尿蛋白减少，28剂后尿检阴性，达到临床治愈标准，随访1年半未见复发[2]。

新方流气饮治疗气郁水停型臌胀患者疗效甚好，无论是现代西医学所属肾性腹水还是肝性腹水。张琪教授治疗肝硬化腹水1例，患者出现腹胀、巩膜黄染、掌心热、恶心纳呆、尿少色黄、大便秘结、舌红苔厚腻、脉弦滑等症，治以新方流气饮加茵陈30g、黄芩15g、黄连10g、大黄20g，服6剂即见效，连续化裁治疗后，患者腹水全消，复查肝功能正常[3]。

另有一肝硬化性腹水患者症见胸闷胁痛、大腹膨隆、腹胀痞满、恶心欲呕、嗳气、纳差、大便黏、小便短赤、舌淡胖滑腻、脉弦滑，至北京市石景山区中医医院就诊，辨证为肝郁脾虚，气滞水停。对该患者投以木香流气饮 7 剂后，患者矢气频，大便泻下如水，尿量增加，腹胀减轻，以本方加减治疗 1 个月余后复查西医学指标可见肝功能正常，腹水消除[4]。

　　木香流气饮也不局限于治疗肾性水肿，河南中医学院的李浩澎等对应用木香流气饮治疗特发性水肿的临床疗效进行观察和总结。50 例特发性水肿患者服用木香流气饮，随访 1 年以上，有 6 例患者达到痊愈标准，即 1 年以上未再复发，占比 12%；显效 37 例，即 74%的患者水肿明显消失，且随访 3～5 个月期间未见加重，除水肿外他证也可见改善；仅 3 例患者治疗无效[5]。

　　现代药理研究　水肿是多种肾脏疾病均可见的一个突出症状，可贯穿整个肾脏病病程，其发生主要是由于肾脏功能障碍而造成机体水肿，病理机制复杂，按照发生机制划分，可分为肾炎性水肿和肾病性水肿。肾炎性水肿是由于肾小球滤过率下降，同时肾小管的重吸收反而增加，产生球-管失衡，进而水钠潴留导致水肿发生；肾病性水肿是由于大量尿蛋白排出导致低白蛋白血症，血浆胶体渗透压下降，水液渗入组织间隙；机体有效血容量减少，肾素-血管紧张素-醛固酮系统激活，进一步加重水钠潴留。西医治疗肾性水肿，主要使用利尿剂、补充白蛋白、单超脱水等方法，而根据现代药理学研究结果，多种中药成分也具有西医所述利尿、提高血清白蛋白等药效。

　　新方流气饮中所含四君子汤经研究表明，可影响 JAK-STAT 信号通路来提高大鼠的免疫功能，并可调节胃肠功能，加快脂代谢[6]，降低肾病综合征患者的血脂水平，改善营养状态，达到中医所述益气健脾的功效。新方流气饮中所含大黄、枳实、厚朴即为厚朴三物汤，据研究，厚朴三物汤含有较高含量的钙、镁微量元素，能与蒽醌物质发挥协同作用，改善肠壁水肿，刺激平滑肌收缩，促进胃肠蠕动[7]，达到中医所述行气除满之功。

　　从单药研究看，目前多项研究成果表明新方流气饮中所含多种中药成分均可有效治疗肾性水肿。如人参、丹参、白术等均能促进肝脏合成蛋白质，提高血清白蛋白从而减轻水肿[8]；茯苓的主要成分茯苓多糖可增强巨噬细胞吞噬能力，增强 T 细胞功能，明显促进机体排钠利尿；白术除前述可提高白蛋白的作用外，也具有明显持久的排钠利尿作用，同时还可抗凝血，有效治疗血栓这一肾病综合征主要并发症；甘草具有皮质激素样作用，甘草次酸可降低蛋白尿，增强肾上腺皮质功能，减少患者对激素的依赖性[9]。此外，张琪教授喜用大黄治疗肾病，亦有西医药理学研究支持。有研究发现，大黄有效成分番泻苷 A 可抑制大鼠 Caspase-3、Caspase-9 表达，降低机体炎症反应，从而减少糖尿病肾病大鼠尿蛋白、肌酐及尿素氮，减轻肾损伤；大黄的主要成分如蒽醌类、蒽酮类、鞣质和多糖等具有改善肾功能、利尿、抗炎、抗凝血等作用；大黄素也可有效减少尿蛋白，提高血清白蛋白，从而达到治疗肾性水肿的目的[10-11]。

（一）张琪医案

新方流气饮治疗肾病综合征水肿

　　陈某，女，55 岁，1999 年 10 月 12 日初诊。当地医院确诊为肾病综合征 3 个月余，曾用呋塞米及利水类中药治疗效果不佳。寻求中医治疗。

　　症见：肢体肿胀，腹部膨大胀满，胸胁胀闷，气促，难以平卧，口苦咽干，小便不利，尿量少，大便不爽，舌苔厚腻，脉弦滑。

辅助检查：尿蛋白（＋＋＋）～（＋＋＋＋）。

中医诊断：水肿（气滞水停）。

西医诊断：肾病综合征，腹水。

处方：干晒参15g，白术20g，茯苓20g，甘草10g，陈皮15g，半夏15g，公丁香10g，广木香7g，枳实15g，厚朴15g，槟榔15g，香附15g，草果仁10g，青皮15g，大黄10g，肉桂7g。水煎服。

二诊：1999年10月16日。诉肠鸣、矢气甚多，尿量增加。予守上方，继服4剂。

三诊：1999年10月20日。患者诸症改善，复查结果：24h尿量2000ml。处方：于前方加泽泻20g、猪苓20g，继服7剂。

四诊：1999年10月28日。患者精神可，全身水肿消退，无腹胀胸闷等不适。复查结果：尿蛋白（＋＋）～（＋＋＋），24h尿量＞3000ml。处方调整为升阳益胃汤、清心莲子饮继续调治4个月。其后复查尿蛋白（±）～（-），病情稳定出院。

按：气滞水停型水肿，一味施以大量利水药物往往不能奏效。须知水与气同出一源，气滞则水湿停聚，而水湿停聚也会进一步加重气郁，气与水互结，终导致三焦不得运行；再者气郁不畅，肝木侮土，脾虚失其健运，升降失常，进一步加重水湿停聚与气机郁滞，中焦出气无露，水泛肌肤则为肿，水留脏腑则为饮为痰。张琪教授在多年的临床实践中体会到，治疗水肿水气同病者，需以调理气机，宣通三焦为重，辅以利水燥湿之法方能见效，如《丹溪心法》所言："气顺则一身之津液只随气而顺矣。"

本案患者脘腹、胸胁胀闷、气促，皆为三焦运行不畅，气机失调之征象，小便不利、大便不爽均为脾失健运之征象，口苦咽干为郁热之征象，舌苔厚腻、脉弦滑为水湿停滞之征象，治疗当用新方流气饮。方中药味虽多，但配伍严谨，多而不杂，法度井然，处处契合病机。本方以大队健脾理气之药为主，强健脾阳，疏肝理气，宣通三焦，寓补于泻之中，使脏腑得调，气血流通，津液生化敷布如常。现代药理研究表明，四君子汤、木香、陈皮等药物均有调节胃肠运动，保护肠道黏膜等作用，即中医所述益气健脾，故相较于《太平惠民和剂局方》木香流气饮原方，张琪教授加大了健脾药物药量；而大黄这一药物，据研究其所含大黄素可有效减少尿蛋白，提高血清白蛋白，降低残余肾的高代谢状态，故张琪教授重视对大黄的使用。服用此方后尿量可增加，尿蛋白亦可随水肿、腹水消退而减少。本案三诊加泽泻、猪苓以加强消水肿，水肿消退后，仍可见蛋白尿，张琪教授认为此为脾胃虚弱，清阳不升，湿邪留恋之故，遂改予补气健脾，升阳祛湿之升阳益胃汤；大量利水易耗气伤阴，且病久湿热留恋，故水肿消退后应施以益气养阴、清热利湿之清心莲子饮。

一言概之，张琪教授应用新方流气饮，重点不在于利水，而在于调理三焦气机，脾胃健运，三焦畅利，则一切陈莝皆可荡涤，水湿自然消除。

（二）弟子医案

新方流气饮加减治疗慢性肾衰竭合并心力衰竭

梁某，女，72岁，2021年11月12日初诊。

患者既往高血压病史30年，合并下肢动脉硬化闭塞症（双侧胫前、胫后动脉）、高血压性心脏病。2021年10月25日至2021年11月10日在当地三甲医院住院，诊断为"慢性心力衰竭，慢性肾脏病4期，高血压"，给予利尿、护肾、降压等治疗。出院后患者仍有双下肢浮肿，伴活动后气促，遂寻求中医治疗。

症见：患者精神疲倦，偶有胸闷，活动后气促，皮肤瘙痒，胃纳差，胸胁胀闷，偶有恶心欲呕，双下肢重度浮肿，尿量少，大便每日 1 行，量少，舌暗红，苔厚腻，脉弦而缓。

辅助检查：2021 年 11 月（外院）血肌酐 413μmol/L，尿素氮 15.8mmol/L，血红蛋白 79g/L，脑钠肽（BNP）3375pg/ml。泌尿系彩超：双肾缩小，结构欠清。心脏彩超：主动脉硬化，左房、左室增大，主动脉瓣、二尖瓣、三尖瓣轻度关闭不全；肺动脉高压；左室收缩功能正常。肾血管彩超：左肾动脉显示不清。下肢动脉彩超：双下肢动脉硬化并斑块形成。

中医诊断：水肿（心脾两虚，气滞水停）。

西医诊断：慢性肾脏病 4 期，慢性心力衰竭（心功能 3 级），高血压 3 级（很高危组），高血压性心脏病，下肢动脉硬化闭塞症。

处方：太子参 15g，白术 15g，茯苓皮 15g，猪苓 15g，炙甘草 10g，陈皮 15g，半夏 6g，广木香 6g，枳实 10g，厚朴 10g，槟榔 10g，香附 10g，葶苈子 15g，桑白皮 15g，紫苏叶 15g，大黄 10g，肉桂 3g（后下）。水煎服。

二诊：2021 年 11 月 19 日。诉服药后腹胀减轻，大便通畅，尿量增加。现自觉轻松，可胜任居家日常活动，双下肢轻度浮肿，皮肤发皱，舌暗红，苔白微腻，脉弦而缓。守方，继服 14 剂。

三诊：2021 年 12 月 3 日。患者诸症改善，诉体力一般，但无活动后气促，胃口可，二便通畅，24h 尿量约 1500ml。双下肢踝关节以下轻度浮肿，舌淡暗，苔白微腻，脉弦而缓。予补中益气汤加味作进一步巩固。

按：慢性肾衰竭患者多见脾虚不运，浊犯中焦。脾胃为浊邪所犯，运化失司，升降失常而致恶心、呕吐、腹胀。脾胃功能失调又可加剧水、电解质、酸碱平衡紊乱。日久痰浊内生，上凌心肺则见痰浊壅肺，即见咳嗽、喘急、胸闷。浊邪侵犯下焦则水道不利，出现无尿、水肿。浊毒留滞皮肤则瘙痒。其治疗宜健脾益气、泻肺利水、行气降浊。张琪新方流气饮虽药味繁多，可谓大方，但其配伍严谨，力专效宏。方中以参、术、苓、草、夏、陈六君子补气健脾、化痰除湿；木香、香附、枳实、厚朴、槟榔大队行气开郁，意在气流水行湿化；大黄泻火解毒，通便降浊，此案患者又有多年高血压、高血压性心脏病，心气不足，水饮停滞，上及心肺，故参考葶苈大枣泻肺汤之意，先泻肺中之水气，使水从下走；同时用紫苏叶、桑白皮则宣泻并用，升降相因，共主肺之气机调畅；茯苓皮、猪苓同时增加利水渗湿的作用；最后，以肉桂温煦下焦肾元，温通经脉，以助膀胱气化水行。此方切中病机，关键在于大量行气药的使用，使健脾利水能收良效。

（夏蔼 梁晖 林启展）

参 考 文 献

[1] 张佩青，李淑菊. 张琪肾病论治精选 [M]. 北京：科学出版社，2014：74-75.

[2] 吴子春. 肾性水肿蛋白尿的治验 [J]. 安徽中医临床杂志，1994（2）：35-36.

[3] 张琪. 跟名师学临床系列丛书：张琪 [M]. 北京：中国医药科技出版社，2010：297-298.

[4] 韩秀苓，王胜. 木香流气饮临证治验 [J]. 中医药学报，2006（2）：10-11.

[5] 李浩澎，杨豪，谢世平，等. 木香流气饮治疗特发性水肿 50 例 [J]. 中医杂志，1989（6）：9.

［6］XIONG B，QIAN H N. Effects of Sijunzi decoction and Yupingfeng powder on expression of janus kinase-signal transducer and activator of transcription signal pathway in the brain of spleen-deficiency model rats［J］. Journal of Traditional Chinese Medicine，2013，33（1）：78-84.

［7］李焙仪，孟岩，陈欢，等. 小承气汤的研究概况［J］. 中国实验方剂学杂志，2020，26（2）：241-250.

［8］高燕翔，吴一帆，刘旭生. 刘旭生教授治疗肾病综合征的辨证思路及用药经验［J］. 四川中医，2007（2）：5-7.

［9］陈占雄. 中医中药治疗肾病综合征的现代药理作用初探［J］. 中国医药指南，2012，10（15）：616-617.

［10］徐博，郭伟，刘丹平，等. 番泻苷 A 对 STZ 诱导的糖尿病肾病大鼠肾损伤和炎症反应的调节作用［J］. 实用药物与临床，2018，21（10）：1100-1104.

［11］杨建宇，刘冠军，刘白云，等. 中华中医药道地药材系列汇讲（6）道地药材大黄的研究近况［J］. 现代医学与健康研究电子杂志，2020，4（6）：100-102.

第四部分

张琪运用复法合方经验

第一节　复法合方概述

复法，是指两种以上治法的联合应用。它是治疗证候兼夹、病机错杂一类疾病的主要手段，有时对于单一的证，也可通过复合立法、组方配药，使其相互为用，形成新的功用，进一步增强疗效[1]。复法的学术思想源于《黄帝内经》，而应用复法组方配伍治疗疾病的实践，最早始于东汉张仲景。《金匮要略》"痰饮咳嗽病脉证并治"中以大青龙汤发汗兼清郁热以治疗"邪盛于表，内有郁热"之溢饮；用小青龙汤发汗兼温化水饮之法以治疗"表寒里饮俱盛"之溢饮，两方均治疗溢饮，因病机不同而组方有异，但都体现了复法的具体运用。《伤寒论》中的麻黄升麻汤、小青龙加石膏汤等也是针对寒热错杂的病机特点而以复法立方的。

合方，是一类特殊方剂，它是由两首已知方剂相合而构成的新方剂，也可认为是方剂加减变化的特殊形式[2]。合方之法源于仲景，复经唐宋元明清等历代医家的提倡，凭借其独有的治疗作用，在疾病复杂多变的境况中受到人们的重视。

复法常常需要不同方剂的复合并用。因此，复法、合方是一种有机的配合，既可从多环节起作用，联合增效，又可产生新的功能，还可反佐监制其偏胜或毒副反应。复法合方"多维融贯，以法制方"，形成一种系统的、复杂的、非线性的组方理念。复法可使辨证更加全面，合方则能发挥成方配伍得当、药效明确的优势，在治疗慢性病、疑难病方面显示出其独特优势。

张琪教授认为，复法合方的运用是为了适应复杂证候、多种疾病并发症或者疑难病证的需要，满足患者或医生从速治愈或好转的强烈要求和目的。尤其对于治疗慢性肾脏病等内科疾病，具有切实的必要性。

特别在当今生活条件下，社会、环境、遗传、心理、生物、物理、化学等多种病因交错、复合，病理因素复杂，造成多种病机交错存在，证候兼夹多变。故临证时应把握主要证候，确定处方基本大法后，以主方为基础，辨证配合相应的辅助方药，从而复合立法，解决病机的兼夹复合情况。

张琪教授使用复法、合方是讲究整体辨证、君臣佐使的。使用复法、合方之后，所处之药往往较多，一般12~15味，甚则超过20味，但药物在方中的作用依然有主次从属之分，体现君臣佐使的配伍，也体现出专科专病的用药特色。肾病综合征、慢性肾炎、慢性肾衰竭等均属于慢性、复杂性疾病，需用复法、大方、合方，恰如刘完素所说："病有兼证，而邪不专，不可以一二味治之，宜君一臣三佐九之类是也。"因此，张老曾提出"军团化"药组的概念，即遣方用药犹如指挥军队，确定治法类似于布阵、制定战术，而针对病邪、兼证，选用恰当的、有效的数味中药就犹如派遣精锐士兵。某些药物常常因作用相似或同中有异而结伴出现，配合使用或能加强或能互补，久之则成为张老治疗肾脏病的"军团化"药组。

张琪教授指出，不可一味追求大方、复法，应以病情的轻重、病邪的性质、正气的盛衰为准绳[3]。使用复法合方治疗慢性、复杂性疾病，应注意顾护脾胃之气，避免影响疗效和依从性；中病即止，切勿过度治疗，损伤人体正气或加重脾胃负担；同时还应关注患者的肝肾功能变化，避免医源性、药源性疾病的发生。

（吴禹池）

参 考 文 献

[1] 周仲瑛. 周仲瑛医论选 [M]. 北京：人民卫生出版社，2008：209.
[2] 贾春华，王庆国. 合方源流论 [J]. 北京中医药大学学报，2003，26（1）：16-17.
[3] 吴深涛，姜德友. 张琪学术思想探赜 [M]. 北京：科学出版社，2013：136.

第二节　张琪教授应用复法合方治疗肾病综合征

一、专 病 概 述

肾病综合征（nephrotic syndrome，NS）是指表现为大量蛋白尿、低蛋白血症、高度水肿、高脂血症的一组临床症候群。可由多种病因引起，分为原发性、继发性和遗传性三大类。成人的 2/3 和大部分儿童的肾病综合征为原发性。按病理诊断主要包括微小病变性肾病，膜性肾小球肾炎（膜性肾病），系膜毛细血管增生性肾炎（膜增生性肾炎）和局灶节段性肾小球硬化症。继发性肾病综合征的原因为感染、接触物、药物或毒物（汞、青霉胺和海洛因等）、毒素及过敏、肿瘤（肺、胃、结肠、乳腺等实体瘤和淋巴瘤等）、系统性红斑狼疮、过敏性紫癜、淀粉样变及糖尿病等。

肾病综合征属于中医学"水肿"等病证范畴。中医学认为，该病的病因主要有风邪、湿热、水湿、血瘀及劳倦内伤等。风邪侵袭，致肺气失宣，水液不能敷布，流溢肌肤而成水肿。湿邪内侵，或脾胃运化受损，水湿不运，水液泛于肌肤，而成水肿。湿热疮毒、乳蛾红肿、疮疹成脓等，致湿热毒邪弥漫三焦，气化失司，水液停蓄而成水肿。风、湿、热、毒诸邪留滞，可致血瘀并损伤肾络。肾络不通，水道瘀塞，开阖不利，发为水肿。劳倦内伤、房劳纵欲，亦能耗气伤精，累及脾肾，致精微不固，发为水肿、尿浊。故该病的病位涉及肺、脾、肾及三焦，其核心病机在于肺、脾、肾及三焦的气化功能失常。

中医治疗肾病综合征，一般按"水肿"进行辨证论治。常见的辨证分型有风水相搏、湿热内蕴、水湿浸渍、湿毒侵淫、脾虚湿困、肾阳虚衰。相应地采用越婢加术汤、疏凿饮子、五皮饮、麻黄连翘赤小豆汤、实脾饮、金匮肾气丸等加减（表 4-1）。

表 4-1　水肿中医辨证分型、治法和代表方

辨证分型	治法	代表方
风水相搏	疏风清热，宣肺行水	越婢加术汤
湿热内蕴	清热利湿，利水消肿	疏凿饮子
水湿浸渍	健脾化湿，通阳利水	五皮饮
湿毒侵淫	宣肺解毒，利湿消肿	麻黄连翘赤小豆汤
脾虚湿困	温运脾阳，利水消肿	实脾饮
肾阳虚衰	温肾助阳，化气行水	金匮肾气丸

二、张琪治疗肾病综合征的复法合方思路

基于大量的临床经验，张琪教授认为肾病之水肿、蛋白尿与脾肾的关系甚密，其关键病机为脾、肾功能失调，三焦气化失司，脾肾阴阳失调贯穿于疾病的始终。脾居中州，升清阳，主运化水谷精微和水湿。肾为人身之元阴、元阳，为水火之脏。《素问·逆调论》云："肾者水脏，主津液""肾主藏精"。肾为先天，脾为后天，脾肾二者之间关系密切，"肾如薪火，脾如鼎釜"，治疗肾病欲求长治久安，必须在祛邪、扶正之间权衡，以恢复脾肾正常功能为根本。

张琪教授认为，肾病综合征病机错综复杂，加之病情难愈，或治不得法，或患者不遵医嘱规范，导致病情多变，疾病过程常常表现出寒热错杂、虚实夹杂、兼夹证多等特点。因此，诊病时应全面、细致，注意辨明虚实之轻重、寒热之甚微，以及有无湿、瘀、毒等兼夹证，如此，则常常会需要应用复法合方，才能达到虚实、表里、正邪兼顾而阴阳平衡。肾病综合征病机复杂，涉及多个病理环节，药味少则难以兼顾，唯有选用复法、采用合方或组建新方、大方，药味多而能分治，则各个环节均能兼顾，故疗效更佳。复法合方的应用并不意味着可以随意堆砌药物，不讲章法，而是依然要讲究辨证、遵守君臣佐使法则以及使用专病专药。

具体而言，肾病综合征按病程可分为发作期和缓解期，发作期邪实比较突出，多见有风、水（湿）夹杂热、瘀，缓解期本虚明显，多见脾虚、肾虚、脾肾俱虚之证，亦有水湿留恋、久病致瘀、瘀热互结等复杂的兼夹证并存。

肾病综合征初起，迅速发生水肿，日益加剧，以致一身悉肿，可伴有恶寒、咽痛、咽痒等表证，此属风水，或有夹热，可见尿少黄赤，咽喉肿痛，舌尖赤，脉滑或滑数。水肿既成，且蛋白精微漏下，势必耗伤肾气，需温煦肾之元气，以助气化。故张老常常将宣肺清热与温肾利水二法并用，选用越婢汤合麻辛附子桂甘姜枣汤加减。

> 麻辛附子桂甘姜枣汤，又名桂枝去芍药加麻黄附子细辛汤，来源于《金匮要略》卷中，"治气分，心下坚，大如盘，边如旋杯，此汤主之。"药物组成：桂枝三两，生姜三两，甘草二两，大枣十二枚，麻黄二两，细辛二两，附子一枚（炮）。有振奋阳气，调和营卫，外解风寒，内化水饮之功用。但此方无清热之力，而越婢汤则长于宣肺泻热、散水消肿。故张老仅加石膏一味即有了越婢汤治"水之上源"之意。若兼脾虚夹湿，则加苍术以燥湿。

肾病综合征日渐发展，其症见高度水肿，头面遍身皆肿，腹膨大，小便不利，尿黄浊量少，大便秘，口舌干燥而渴，脉沉滑或沉数有力，舌苔厚腻。此为邪热弥漫三焦，水液不敷。故张老常常应用表里内外上下分消之复法，选用疏凿饮子加味。

> 疏凿饮子，由槟榔、大腹皮、茯苓皮、椒目、赤小豆、秦艽、羌活、泽泻、生姜组成，属于表里双解之剂，具有解表攻里，泻下逐水，疏风发表之功效。主治水肿见遍身浮肿，喘息，口渴，小便不利，大便秘结，脉滑等症。张老应用疏凿饮子，常常去木通，加车前子、萹蓄利水消肿，黑白丑加强泻下逐水，并加海藻软坚散结。

肾病综合征未缓解，患者水肿难消，同时出现腹胀满，纳呆，口苦，尿少黄赤，舌干苔

腻，脉滑数等，此为湿热中阻、脾胃不和之证候，张老主张以健脾和中、清热利湿、利水消肿之法合而治之，用中满分消丸加减。

中满分消丸出自李东垣《兰室秘藏》卷上。它本身就是复法合方的代表，由半夏泻心汤、六君子汤、枳术丸、四苓散等方综合加减而成，具有健脾和胃，清热利湿，消胀除满之功效。主治中满热胀、臌胀、气胀、水胀。张老取而用之，加草果仁以燥湿温中，槟榔以下气、行水、消肿。

张琪教授治疗肾病综合征，重视调其气机。水肿难消，并见胸膈胀满，呕吐少食，腹胁刺痛，郁闷不舒，舌红，脉弦等，此为脾虚气滞，水气交阻，张老往往施以健脾行气、利水消肿之法，以其化裁的新方流气饮为代表。

张琪新方流气饮，源自《太平惠民合剂局方》木香流气饮，将补气、行气、化气、燥湿、化湿诸法合为一体。其中，人参、白术、茯苓、甘草健脾益气，和中调胃；木香、香附、青皮、丁香、厚朴、枳实行气宽中；大黄、槟榔、草果仁化湿泄浊；半夏、陈皮燥湿化痰；肉桂散寒温肾；大枣、生姜调和脾胃。诸药合用，共奏行气调中、健脾化湿之功，从而恢复脾之运化功能。

若水肿难消，利尿效果不佳，精神疲倦，面色㿠白，余无不适，舌淡嫩，舌底络脉瘀暗，苔薄白或少，脉沉或弦，则属于脾肾阳虚，水瘀互结。张老常以温肾健脾、利水活血法并用，以真武汤合参麦饮化裁：附子（先煎）、茯苓、白术、白芍、干晒参、麦冬、五味子、益母草、红花、桃仁、生姜、甘草。参麦饮，又名参冬饮，出自《症因脉治》卷二，具有补气养阴之功效。张老将此方与真武汤合用，有阴中求阳之意，使得"阳得阴助而生化无穷"。此外，仲景在《金匮要略·水气病》篇提出"血不利则为水"，故张老合入活血化瘀之法，用益母草、红花、桃仁调血利水消肿。

肾病综合征患者常常需要长期服用糖皮质激素，久之则出现虚胖、少气懒言、面红、痤疮、食多易饥、口干舌燥、五心烦热、舌质红、苔薄而少等症，此为气阴不足的表现。某些患者水肿已退，而尿蛋白未转阴，且常常因咽喉发炎、尿道感染而加重或复发，此属气阴两虚，兼夹湿热，张老常以清心莲子饮为基础，加入具有清热、解毒、通淋作用的白花蛇舌草、金银花、败酱草等。

肾病综合征缓解后，仍非常容易复发，巩固疗效需从固本、御邪着手，张老常施以健脾补肾合清热、祛湿、解毒等治法。方用参芪地黄汤加味，固肾填精则加菟丝子、金樱子等，御邪则根据实际情况选用白花蛇舌草、马鞭草、黄芩、黄连等清热解毒之品，或萆薢、萹蓄、薏苡仁等祛湿之物。

三、张琪治疗肾病综合征的"军团化"药组

张琪教授治疗肾病综合征的常用方剂多数是基于整体辨证，不拘于伤寒、温病或时方，只要切合病机即采用并加以化裁而成的。若无现成的合乎病机的方剂，才自拟方药。这其中，如兼夹热毒炽盛，则加入清热解毒的药组：白花蛇舌草、蒲公英、金银花、玄参。如兼夹湿邪，则加入利湿泄浊的药组：车前草、土茯苓、萆薢、薏苡仁。若血热伤络，则加清热凉血

之药组：大小蓟、白茅根、蒲黄、侧柏叶。若血瘀阻络，则遣用活血化瘀的药组：益母草、桃仁、红花、赤芍。既然非一二味能胜任，则以药味多、分量重而功效相似的军团化药组治之，才能做到效专力宏。

四、医案赏析

（一）张琪医案

益气、养阴清热解毒利湿法治疗肾病综合征

张某，男，58岁，2005年7月27日初诊。

主诉：反复下肢浮肿1年余。

现病史：患者于2004年5月开始无明显诱因下出现双下肢浮肿，伴有腰酸、腰痛，当时查血压160/80mmHg，尿常规：尿蛋白（＋＋＋），尿隐血（＋＋＋），于哈尔滨医科大学附属医院就治，诊断为肾病综合征，给予糖皮质激素治疗。其后因水肿反复，曾先后求治于国内多家医院，服用泼尼松、雷公藤总苷等，病情时轻时重。遂慕名寻求张老中医治疗。

症见：精神疲倦，乏力，口干，双下肢浮肿，按之凹陷不起，腰酸腰痛，舌淡红，苔白少津，脉沉弦。

辅助检查：尿液分析：尿蛋白（＋＋），尿隐血（＋＋）。血浆白蛋白26.4g/L。B超：双肾大小正常，双肾囊肿，左肾结石。

中医诊断：水肿。

中医辨证：气阴两虚，湿热内蕴。

西医诊断：肾病综合征。

治法：益气养阴，清热利湿，佐以清热解毒、凉血。

方药：清心莲子饮加减。黄芪30g，太子参20g，石莲子15g，地骨皮15g，柴胡15g，茯苓15g，麦冬15g，车前子20g，白花蛇舌草30g，茜草20g，白茅根30g，沙参15g，玄参15g，石斛20g，甘草15g，土茯苓30g，萆薢20g，薏苡仁20g。

7剂，水煎服，每日1剂，2次服。

二诊：2005年8月3日。

症见：精神尚可，稍觉乏力，浮肿减轻，仍有腰酸腰痛，舌淡红，苔白少津，脉沉弦。

辅助检查：尿液分析：尿蛋白（＋＋），尿隐血（＋）。血浆白蛋白28.2g/L。24h尿蛋白定量2.49g。

病情好转，效不更方，续服上方。

三诊：2005年8月17日。

症见：精神良好，浮肿已退，少许腰酸，舌淡红，苔白少津，脉沉。

辅助检查：尿液分析：尿蛋白（±），尿隐血（＋），尿红细胞5~6个/HP。血浆白蛋白32.9g/L。

继续服上方加减。

按：肾病综合征的典型临床表现为大量蛋白尿（24h尿蛋白定量>3.5g）、低蛋白血症（血浆白蛋白<30g/L=、明显水肿、高脂血症。该患者符合以上特征，成人肾病综合征的病理类

型相对复杂，且糖皮质激素治疗效果不如儿童，容易出现激素依赖或抵抗，成为难治性肾病综合征。该患者来诊时，病程已迁延逾1年，水肿反复，尿蛋白难消，整体辨证可见其症以水肿、口干、疲乏、舌红少津为主，属气阴两虚，乃因脾土素虚，中气不足，加之久病耗气，利尿剂、糖皮质激素等药物复伤阴液。局部辨证则患者伴有尿隐血，腰酸腰痛，其脉弦，张老认为肾病综合征久治不愈，其人脾虚不运，水液停滞，则容易化生内热，与水湿胶结，酿生湿热；其次又因激素可助湿生热，皆是兼夹热邪之依据。虽外在不显，尤应加以审视。因此，张老选用清心莲子饮作为治疗肾病气阴两虚证之代表方，该方偏于补气（黄芪、人参），并具有养阴清热之效（地骨皮、麦冬、黄芩）。张老化裁此方时，合入利湿、清热解毒、清热凉血之法，使之祛邪有力、到位。辨析明确病邪之性质，张老喜用军团化药组，用药大胆，如针对湿热，则用清热利湿之药队（薏苡仁、土茯苓、草薢），针对热毒，则加清热解毒之药队（白花蛇舌草、玄参、土茯苓），针对热伤血络的病机，则加清热凉血之药队（白茅根、车前子、茜草等）。张老遣方用药犹如指挥作战，有法有度，力专效宏，病情逐渐向愈。

（二）弟子医案

健脾益肾、利水除湿法治疗肾病综合征

黄某，男，68岁，2021年7月12日初诊。

主诉： 反复双下肢浮肿1年余，加重1周。

现病史： 患者于2020年1月开始无明显诱因下出现双下肢浮肿，无胸闷气促、无腹痛腹胀等不适，尿量尚可，当时未予重视。后因双下肢浮肿反复发生，遂于2020年3月在广州某三甲医院住院治疗，住院期间查尿蛋白（＋＋），血肌酐正常，予保守治疗后出院（具体不详）。2020年8月再次在外院住院系统诊治，住院期间查血常规：血红蛋白82g/L，尿常规：隐血（＋），蛋白（＋），24h尿蛋白定量3.29g，生化：白蛋白19.3g/L，血肌酐109μmol/L。诊断为肾病综合征，于2020年8月20日行肾穿刺活检术，病理提示Ⅰ期膜性肾病，予完善胃肠镜检查，配合利尿、降压、调脂稳斑等治疗，出院后双下肢仍有浮肿，规律门诊随诊及用药，双下肢浮肿反复。1周前患者双下肢浮肿加重明显，遂至我院就诊，以"肾病综合征、Ⅰ期膜性肾病"收入院。

既往史： 2型糖尿病4年，规律服用达格列净、格列美脲、二甲双胍、利格列汀治疗，自诉血糖控制可。2017年诊断为高血压，最高收缩压达150mmHg，规律服用氯沙坦钾、美托洛尔降压，血压控制尚可。

症见： 神清，精神疲倦，乏力，偶有腰酸，双下肢中度浮肿，纳眠差，小便量可，尿中少许泡沫，大便尚可，舌淡红，苔白微腻，脉沉细。

辅助检查： 2021年7月2日尿常规：隐血（＋），蛋白（＋＋）。血红蛋白85g/L，血清白蛋白21.26g/L，血肌酐160μmol/L。

中医辨证： 脾肾气虚，水湿瘀阻。

西医诊断： 肾病综合征，慢性肾脏病3期，肾性贫血。

治法： 健脾补肾益气，活血祛湿利水。

方药： 防己黄芪汤合参芪地黄汤加减。黄芪30g，党参20g，粉防己15g，白术15g，生姜15g，大枣20g，当归10g，川芎10g，泽兰20g，熟地黄15g，山萸肉15g，山药15g，牡丹皮15g，茯苓20g，甘草15g。

7 剂，水煎服，每日 1 剂，2 次服。

二诊：2021 年 7 月 19 日。患者精神良好，稍觉乏力，双下肢浮肿减轻，尿量可，泡沫尿，舌淡暗，苔薄白，脉沉细。

辅助检查：尿液分析：尿蛋白（＋），尿隐血（＋）。血浆白蛋白 26.2g/L。

处方：黄芪 30g，党参 20g，粉防己 15g，白术 15g，生姜 15g，大枣 20g，当归 10g，川芎 10g，泽兰 20g，菟丝子 15g，山萸肉 15g，山药 15g，牡丹皮 15g，茯苓 20g，甘草 15g，桃仁 10g，红花 10g，鸡血藤 15g。

三诊：2021 年 7 月 26 日。患者精神可，自觉轻松，双下肢轻度浮肿，少许泡沫尿。辅助检查：尿液分析：尿蛋白（±），尿隐血（＋），血浆白蛋白 28.4g/L。

病情稳定向好，效不更方，续服上方。

按：肾病综合征是由多种病因和疾病引起的临床上以水肿为特征的症候群。中医学认为其病理机制以脾肾功能失调为重心，阴阳气血不足，以水湿、湿热、瘀血阻滞为病变之标，表现为虚中夹实之证：病程中易感外邪，也常因外感而加重病情。如病情迁延，正气愈虚，邪气愈盛，日久则可发生癃闭、肾衰等病。本例患者无明显外感症状，考虑日久体虚，肺脾肾气虚，津液运行、气化不足引起双下肢水肿。而水肿多因肺脾肾功能失调，三焦阻滞，膀胱气化不利，津液输布失常，以致水液潴留。《济生方》指出水肿："治疗之法，先实脾土，脾实则能舍水，土得其政……江河通流，肾水行矣，肿满自消。次温肾水，骨髓坚固，气血乃从……然后肿自消后形自盛。"故当治以补肾健脾，利水消肿为法。但肾病综合征发生之初，迅速而多变证，易反复，符合风邪的特点，考虑风邪入里，故亦可稍加祛风解表之品。综合之，可用益气祛风、健脾利水之防己黄芪汤，与补肾填精固涩止遗之参芪地黄汤合方治疗，适当加活血利水之品。治疗后患者水肿渐消，后见有瘀血征象，且有糖尿病病史，予加强活血化瘀，用桃仁、红花、鸡血藤、泽兰、牡丹皮共奏活血化瘀散结利水之功，这也是效仿张老"军团化药组"的用药经验。

（吴禹池　林启展）

第三节　张琪教授应用复法合方治疗慢性肾炎

一、专病概述

慢性肾小球肾炎（chronic glomerulonephritis），简称慢性肾炎，是以蛋白尿、血尿、高血压、水肿为基本临床表现，如病情迁延不愈，缓慢进展，可有不同程度的肾功能减退，最终可发展为慢性肾衰竭的一组肾小球疾病。绝大多数慢性肾炎的病因尚不确切，少数可由急性肾炎发展而来，部分与溶血性链球菌、乙型病毒性肝炎病毒等感染有关。慢性肾炎是一种双肾弥漫性受累的肾小球病变，可表现为系膜增生性肾小球肾炎（IgA 肾病和非 IgA 系膜增生性肾小球肾炎）、局灶节段性肾小球硬化、系膜毛细血管性肾炎、膜性肾病、增生硬化性肾小球肾炎。随着病情进展，各种病理类型均可转化为不同程度的肾小球硬化、肾小管萎缩和肾间质纤维化，最终肾脏体积缩小，进展为硬化性肾小球肾炎。应注意 IgA 肾病是亚太地区最常见的慢性肾炎病理类型，约占本病的 1/3～1/2。

慢性肾炎属于中医学"血尿"、"尿浊"、"水肿"、"虚劳"等病证范畴。中医学认为，该病的病因主要有外邪侵袭、湿热、水湿、血瘀及脾肾虚衰等。外邪侵袭，致肺气失宣，水气不行而出现水肿、尿少，邪气蕴结下焦，损伤脉络而见尿血。脾失健运，水湿内停，泛溢肌肤而见水肿；湿蕴化热，而见湿热下注之象，可有尿黄、尿浊。疾病迁延不愈，病久入络，加之湿热内停而使血行瘀滞，又可加重水肿、尿血、蛋白尿。脾肾虚衰，脾失健运，不能运化水湿，上可导致眼睑四肢浮肿，下可见精微下泄而有蛋白尿，所谓"中气不足，溲便为之变"。肾失封藏，精关不固，不能固摄精微而见蛋白尿；肾阳衰微，不能化气行水，而见水肿。本病的病位涉及肺、脾、肾及三焦，其核心病机在于肺、脾、肾及三焦的气化功能失常。

慢性肾炎以水肿、血尿、蛋白尿等为主要临床表现，与多种中医疾病相关联。以尿血为主要表现者，当以"尿血"病证脉论治；以浮肿为主要表现者，当以"水肿"病证脉论治；若无水肿或水肿消失，以蛋白尿为主，则可以"尿浊"病证脉论治；若大量蛋白尿、血浆白蛋白低，出现精神疲倦、乏力等症状者，可按"虚劳"病证脉论治。但慢性肾炎病机错综复杂，临床上血尿、蛋白尿等症状并见，辨证较为困难，必须综合病情分析，才能辨证准确。

若以血尿进行中医辨证，常见的辨证分型有下焦湿热、肾虚火旺、脾不统血、肾气不固。对应采取小蓟饮子、知柏地黄丸、归脾汤、无比山药丸等加减（表4-2）。

表 4-2　血尿中医辨证分型、治法和代表方

辨证分型	治法	代表方
下焦湿热	清热利湿，凉血止血	小蓟饮子
肾虚火旺	滋阴降火，凉血止血	知柏地黄丸
脾不统血	补中健脾，益气摄血	归脾汤
肾气不固	补益肾气，固摄止血	无比山药丸

若以蛋白尿、尿浊进行中医辨证，常见的辨证分型有湿热下注、脾虚气陷、肾阳亏虚、肾阴不足。对应采用程氏萆薢分清饮、补中益气汤、鹿茸补涩丸、知柏地黄丸等加减（表4-3）。

表 4-3　蛋白尿、尿浊中医辨证分型、治法和代表方

辨证分型	治法	代表方
湿热下注	清热利湿，分清泄浊	程氏萆薢分清饮
脾虚气陷	健脾补气，升清固摄	补中益气汤
肾阳亏虚	温肾固摄	鹿茸补涩丸
肾阴不足	滋阴益肾	知柏地黄丸

水肿辨证可参考肾病综合征章节。

二、张琪治疗慢性肾炎的复法合方思路

在长期的临床诊治中，张琪教授认为慢性肾炎之血尿、蛋白尿等症状，与肺脾肾功能失调，三焦气化失司密切相关，脾肾虚损贯穿于疾病的始终。脾为后天之本，主运化，升清阳，

若脾失健运，则可导致水湿内聚，清阳不升而为病。肾为先天之本，主封藏，若肾气不固，肾之阴阳虚衰，不能固摄，失于化气行水，则见精微下泄，水泛肌肤而发病。脾肾虚衰是慢性肾炎发生、病变过程中的主要内在因素，因此，在治疗上必须注重补益脾肾，才能取得更好的疗效。

中医界内有部分人对大处方治病有偏见，认为这是辨证不清，乱开"葫芦方"。其实并不绝对是这样，张老在治疗慢性肾小球肾炎、慢性肾衰竭等疾病时，善用复法合方，药味多达20多味，并取得很好的疗效。对此张老认为："必须认识到现在有些疾病的病因病机已不那么简单。比如尿毒症病机错综复杂，有虚有实，脾肾不足兼有湿热、痰浊、瘀血，不能单纯补或泻，要从多方着手，处方兼顾，这其实也是学术的发展。"这对慢性肾炎来说也一样。慢性肾炎病机复杂，病程较长，临床表现多种多样，且大多数经过中西药治疗，已呈虚实夹杂、寒热并见之象，诊病时应全面、细致，明确表里寒热虚实阴阳，才可对症下药，因此在治疗上不可拘泥于一方一药，常需应用复法合方，才能达到治病求本之效。张老认为慢性肾炎为本虚标实之证，脾肾虚衰为本，湿热、水湿、瘀血等为标，而其中湿热也贯穿慢性肾炎病变的始终：一是因慢性肾炎迁延不愈，湿郁久化热；二是某些患者经常使用激素或补肾助阳药物治疗，易助湿化热；三是慢性肾炎患者因自身免疫力低下，或长期使用免疫抑制剂、激素等，易合并感染，所谓感染，根据其临床表现相当于中医的湿热或热毒，湿热对于慢性肾炎的发展与恢复具有重要影响。张老在治疗慢性肾炎时也配合运用清热利湿之法，常获良效。现将张老从蛋白尿方面论治慢性肾炎的辨证论治列举如下[1]。

1.湿热下注

慢性肾炎日久不愈，水肿消退，湿郁化热，湿热下注可致蛋白尿反复发作，迁延不愈，见尿黄赤痛或尿浊，口苦咽干，舌红，苔白腻，脉滑数等。在治疗上仅用补益脾肾之法难以见效，故张老常选用清热利湿之法，选用利湿解毒饮或八正散加减治疗，可减轻蛋白尿。

> 利湿解毒饮，为张琪教授自拟方，药物组成：土茯苓、萆薢、白花蛇舌草、萹蓄、竹叶、生山药、薏苡仁、滑石、通草、白茅根、益母草、金樱子。有清热利湿解毒之功用。本方适用于湿热毒邪蕴结下焦，精微外泄证。本方皆选用淡渗利湿之品，以达到清热不碍脾，利湿不伤阴之效，以轻灵淡渗取效。加固涩之金樱子，有通中寓塞之义。病久气虚可加黄芪、党参；咽痛加山豆根、重楼、玄参、麦冬。

2. 气阴两虚，下焦湿热

慢性肾炎持续蛋白尿，蛋白精微大量丢失，耗伤正气，可见周身乏力、少气懒言、食少纳呆、舌淡红、苔薄白、脉弱等；蛋白精微下泄，损伤阴精，导致气阴两虚，可见口干舌燥、手足心热、舌尖赤、脉细数等；肾病日久，湿热留恋，可见尿赤、口苦、苔黄、脉数等。此为气阴两虚，下焦湿热留恋之象。故张老常常应用补气养阴与清利湿热之复法，选用清心莲子饮加味。

> 清心莲子饮，出自《太平惠民和剂局方》卷五。由石莲子、黄芪、党参、麦冬、地骨皮、黄芩、车前子、茯苓、柴胡组成，具有益气养阴，清热利湿之功效。原方后注"治小便白浊，夜梦走泄，遗沥涩痛，便赤如血。男子五淋，气不收敛，阳浮于外，五心烦热……能清心养神，秘精补虚"，张老应用清心莲子饮，常常加益母草活血利湿，白花蛇舌草清热解毒，蕴含补中寓清之效。

3. 脾胃虚弱，湿邪留恋

慢性肾炎水肿消退后，脾胃虚弱，清阳不升，湿邪留恋，症见体重倦怠，面色萎黄，口苦口干，肠鸣便溏，尿少，尿血，大量蛋白尿，舌淡，苔薄黄，脉弱。张老治疗以补气健脾，升阳除湿为主，用升阳益胃汤加减。

升阳益胃汤出自李东垣《内外伤辨惑论》卷中。它本身也是合方的代表，由六君子汤、玉屏风散等方综合加减而成，具有补气健脾益胃、升阳除湿之效。主治脾胃虚弱之证。张老取而用之，祛风药与补脾药合用，取其风能胜湿升清阳，助脾运化，祛湿固摄精微，从而消除蛋白尿。

4. 脾肾两虚，精微外泄

针对慢性肾炎因脾肾亏虚，固摄失司，精微外泄之病机，而出现腰痛腰酸、乏力、头晕耳鸣、夜尿频、小便清长、舌淡胖、脉沉无力等症，张老往往施以健脾补肾、益气摄精之法，以参芪地黄汤为代表。

参芪地黄汤，源自《沈氏尊生书》，由熟地黄、山茱萸、茯苓、泽泻、牡丹皮、黄芪、党参等组成，经张老化裁后，具有健脾补肾、益气摄精之功效。原方注："大肠痛，溃后疼痛过甚，淋沥不已，则为气血大亏，须用峻补，宜参芪地黄汤"，"小肠痛，溃后疼痛，淋沥不已，必见诸虚证，宜参芪地黄汤"。张老应用该方，常加水陆二仙丹之芡实、金樱子固摄精气，桑椹子、菟丝子、枸杞子三子补益肾阴，若肾阴虚症状明显，则加二至丸之女贞子、旱莲草等滋阴补肾。

5. 脾肾两虚，湿热内蕴

慢性肾炎见小便泡沫增多，轻度浮肿，腰酸痛，倦怠乏力，口干咽痛，手足心热，小便黄，舌红，舌苔白腻，脉沉缓。证属脾肾两虚，湿热内蕴，治以健脾益肾，清热利湿，方用山药固下汤。

山药固下汤，用生山药、芡实、金樱子、莲子健脾固摄；黄芪、党参益气健脾；山茱萸、菟丝子、枸杞子补肾固精；坤草活血利水；土茯苓、薏苡仁、车前子、黄柏、草薢清热利湿。全方补清结合，通补兼施，对慢性肾炎属脾肾两虚夹湿热者为宜。

6. 肝肾两虚，肝阳上亢

对于慢性肾炎证属阴虚阳亢者，症见头晕头胀痛，心烦少寐，腰膝酸软，舌红苔黄，脉弦细数，张老常用滋阴补肾，平肝潜阳之法，方用育阴潜阳汤加减治疗。

育阴潜阳汤，由镇肝熄风汤化裁而来，用代赭石重镇降逆，龙骨、牡蛎、石决明平肝潜阳，钩藤、菊花清肝热，白芍、枸杞子、生地黄、玄参滋阴以制阳，怀牛膝引血下行，诸药合用，共奏滋阴补肾，平肝潜阳之效，适用于高血压为主的慢性肾炎患者。

三、张琪治疗慢性肾炎的"军团化"药组

张琪教授治疗慢性肾炎不拘泥于一方一法，根据病情变化而加以定法选方，符合中医辨

证论治的原则，并在临床上善用药组。如见尿血、瘀血阻络者，则加活血化瘀的药组：桃仁、大黄、丹参。肾阴虚为主者，则加滋阴填精的药组：女贞子、旱莲草、桑椹、枸杞子。气虚明显者，则加党参、黄芪、白术益气健脾。若兼夹湿浊，则加祛湿化浊药组：草果仁、大黄、茵陈、豆蔻。慢性肾炎的病机错综复杂，单靠某一方难以涵盖全部病机，因此张老常选用复方合法治疗，疗效颇佳。

四、医 案 赏 析

（一）张琪医案

健脾补肾法、清热利湿法治疗慢性肾炎

张某，女，43 岁，2003 年 12 月 17 日初诊。

主诉：发现蛋白尿 1 年。

现病史：2002 年发现蛋白尿，同时发现患 2 型糖尿病。服用珍芪降糖胶囊，血糖控制尚可，尿蛋白波动在（＋＋）～（＋＋＋）。遂求诊于张老。

症见：精神尚可，腰痛，无浮肿，时有头晕，舌红苔白，脉沉。

辅助检查：尿常规：尿蛋白（＋＋＋），尿隐血（＋），红细胞 6 个/HP。空腹血糖 5.5mmol/L。肾功能正常。

中医辨证：脾肾两虚，精微外泄。

西医诊断：慢性肾小球肾炎。

治法：健脾补肾，益气摄精。

方药：参芪地黄汤加减。熟地黄 20g，山茱萸 20g，茯苓 15g，牡丹皮 15g，泽泻 15g，黄芪 30g，太子参 20g，枸杞 20g，玉竹 20g，菟丝子 20g，金樱子 15g，芡实 15g，女贞子 20g，五味子 15g，桃仁 15g，赤芍 15g，丹参 20g，红花 15g，益母草 30g。

14 剂，水煎服，日 1 剂，2 次服。

二诊：2004 年 1 月 7 日。

症见：头晕，舌质红，苔白。

辅助检查：尿常规：尿蛋白（＋＋），红细胞 0～2 个/HP，白细胞 1～2 个/HP，颗粒管型 0～1 个/HP。

辨证治法同前，于第一诊方药中加天冬 15g 滋阴，山药 20g 健脾益肾。

水煎服，14 剂。

三诊：2004 年 1 月 28 日。

症见：劳累后周身乏力，腰痛，舌红，苔白厚干，脉沉。

辅助检查：尿常规：尿蛋白（＋＋），尿隐血（＋）。

继续服上方加减。

四诊：2004 年 2 月 18 日。

症见：周身乏力，腰痛减轻，口干，尿赤，舌红，苔白厚腻，脉沉数。

辅助检查：尿常规：尿蛋白（＋＋），尿隐血（±），尿糖（±）。

中医辨证：脾肾两虚，湿热留恋。

治法：补脾益肾，清热利湿。

方药：清心莲子饮合参芪地黄汤加减。熟地黄 20g，山茱萸 20g，山药 20g，牡丹皮 15g，泽泻 15g，黄芪 40g，太子参 20g，枸杞 20g，知母 15g，石莲子 15g，金樱子 20g，芡实 15g，五倍子 15g，巴戟天 15g，土茯苓 30g，萆薢 20g，竹叶 15g，石菖蒲 15g，丹参 20g，红花 15g，益母草 30g，甘草 15g。

水煎服，14 剂。

后患者多次就诊，视患者情况予辨证治疗，随访结果稳定。

按： 本案患者蛋白尿、血尿反复发作，初诊时四诊合参，辨证为脾肾两虚，精微外泄，治疗宜脾肾双补，予参芪地黄汤和水陆二仙丹加减。健脾补肾固本时慎用温燥及偏滋腻之品，唯气味中和，最为适宜[2]。慢性肾小球肾炎久病入络，多夹瘀血，肾脉不通，加入补肾活血之药疏通肾脉，活血化瘀，诸药合用，以起到健脾补肾、益气固摄、活血化瘀之效。后患者出现舌红、尿赤等气阴两虚，湿热留恋之象，宜在原有治疗的基础上加以清热利湿，故加入清心莲子饮加减，这也体现了慢性肾炎病情复杂的特点，须使用复法合方治疗，才可切中病机，改善病情。

（二）弟子医案

益气养阴、清热利湿法治疗慢性肾炎

梁某，男，64 岁，2007 年 7 月 9 日初诊。

主诉：发现蛋白尿 1 年。

2006 年患者体检发现蛋白尿，后复查尿蛋白波动于（±）～（＋＋），2007 年 7 月初感冒后查尿蛋白（＋），尿隐血（＋＋）。遂来林启展教授专科门诊求治。

现症见：精神疲倦，无水肿，口干，五心烦热，舌质红，苔薄黄，脉沉细。

中医辨证：气阴两虚，湿热留恋。

西医诊断：慢性肾小球肾炎。

治法：益气养阴，清热利湿。

方药：清心莲子饮加减。黄芪 15g，党参 15g，地骨皮 15g，柴胡 15g，麦冬 15g，茯苓 20g，黄芩 15g，车前子 20g，莲子 15g，白花蛇舌草 30g，益母草 15g，甘草 5g。

14 剂，水煎服，日 1 剂，2 次服。

二诊：2007 年 7 月 23 日。

症见：患者精神好转，咽喉痛，大便秘结，余无不适，舌脉同前。

辅助检查：尿蛋白（＋），尿隐血（＋）。

方药：上方加山药 30g，蒲公英 15g，去益母草。

三诊：2007 年 9 月 24 日。

症见：患者诉腰部酸痛，口干，舌淡红，苔薄黄，脉沉细。

辅助检查：尿蛋白（－），尿隐血（＋＋）。

方药：于二诊方药中，去蒲公英，加女贞子 15g，旱莲草 15g，熟地黄 15g。

四诊：2008 年 1 月 28 日。

患者复查尿常规阴性，诉无明显不适，守上方以巩固疗效。后患者多次复查尿常规未见明显异常，坚持门诊随诊，至今病情稳定。

按：慢性肾炎，属于"水肿"、"尿浊"、"血尿"等中医病名范畴，其病机多本虚标实，虚实夹杂，多以虚、瘀、湿夹杂致病。虚以脾肾亏虚、肝肾阴虚多见，瘀指络脉瘀滞，湿为水湿、湿热内蕴。外邪侵袭是促进慢性肾炎发展的重要致病因素，多数患者在病程及治疗中常因外感而使病情反复加重。如本案患者因感冒后出现蛋白尿、血尿，此患者因病后体虚，气虚不能固摄精微，蛋白精微失守而下泄尿中，故见蛋白尿；气虚不能摄血，而见血尿；蛋白精微丢失必损阴精，气阴益虚，表现为神疲乏力，口干，五心烦热；舌质红，苔薄黄，脉沉细，为湿热之征。本病病机为患者久病气阴亏虚，气虚不能运化水湿，郁而化热，加之阴液亏虚，虚热内生，湿热留恋。治以益气养阴，清热利湿。方药以清心莲子饮化裁，用黄芪、党参补阳气以助泻火，莲子清心火而助肾阴，地骨皮清泻虚热，麦冬滋阴清热，茯苓、车前子淡渗利湿，黄芩、白花蛇舌草清热解毒，益母草利尿通淋，柴胡疏泄肝胆之郁热，甘草调和药性，诸药合用，使湿热去而气阴痊。

（郑凯荣　林启展　李淑菊）

参 考 文 献

［1］李淑菊，张佩青. 张琪肾病论治精选［M］. 北京：科学出版社，2016：56-67.
［2］张磊. 从气血精神层次探析张琪辨治慢性肾炎的思路［J］. 上海中医药大学学报，2013，27（6）：24-26.

第四节　张琪教授应用复法合方治疗慢性肾衰竭

一、专 病 概 述

慢性肾衰竭（chronic renal failure，CRF）是指多种因素引起的肾实质损伤，肾功能进行性恶化，肾脏调节水电解质和酸碱平衡等发生紊乱，代谢产物堆积引起的一系列临床综合征。

按照 1992 年中华医学会肾脏病学分会提出的慢性肾衰竭的分期方法，其可分为 4 期：肾功能代偿期（肌酐清除率 50～80ml/min）、肾功能失代偿期（肌酐清除率 20～49ml/min）、肾功能衰竭期（肌酐清除率 10～19ml/min）、尿毒症期（肌酐清除率＜10ml/min）。而近 20 年余来，慢性肾脏病的概念更为广泛熟知，根据肾小球滤过率（GFR）可将慢性肾脏病分为 5 期：1 期：已有肾损害的证据，$GFR \geqslant 90ml/(min \cdot 1.73m^2)$；2 期：$GFR\ 60～89ml/(min \cdot 1.73m^2)$；3 期：$GFR\ 30～59ml/(min \cdot 1.73m^2)$；4 期：$GFR\ 15～29ml/(min \cdot 1.73m^2)$；5 期（终末期肾病）：$GFR＜15ml/(min \cdot 1.73m^2)$。

慢性肾衰竭进展至尿毒症（终末期肾病）往往需要肾脏替代治疗。常规肾脏替代疗法有 3 种：腹膜透析、血液透析和肾脏移植，临床上常用血液透析和腹膜透析作为肾脏替代疗法。

慢性肾衰竭属中医学"水肿"、"关格"、"虚劳"等病症的范畴。中医学认为，本病为感受外邪、饮食不节、过劳伤气，抑或是先天不足等引起，本病病位在肾，与脾、肾、肺、肝等脏腑有关。表现为寒热错杂，虚实夹杂。标实和本虚相互影响。脾运化水湿，肺通调水道，肾主水液之蒸腾气化。因肾病久不愈，引起脾胃衰败，湿浊不化，郁而化热则气机升降失常。肾主水之气化，司二便，肺通调水道，肾气虚而气化失常，肺气虚则水浊内停，三焦水道不通，浊毒内生，伤及脾肾。致肝风内动，清窍蒙蔽，并发各种险症，最后正虚邪胜，逐渐发展成阴竭阳亡、内闭外脱，危及生命。

慢性肾衰竭证属本虚标实、虚实夹杂。本虚包括气血阴阳的亏损，邪实有湿浊、水气、血瘀和浊毒等。常见的辨证分型有脾气虚弱、脾肾阳虚、脾肾阴虚、浊阴闭窍，相应地采用香砂六君子汤合黄连温胆汤、温脾汤、知柏地黄汤合黄连温胆汤、涤痰汤合苏合香丸加减等（表4-4）。

表4-4　慢性肾衰竭中医辨证分型、治法和代表方

辨证分型	治法	代表方
脾气虚弱	健脾化湿，和胃清热	香砂六君子汤合黄连温胆汤
脾肾阳虚	温补脾肾，化湿降浊	温脾汤
脾肾阴虚	益气养阴，清化湿滞	知柏地黄汤合黄连温胆汤
浊阴闭窍	辛温化浊，豁痰开窍	涤痰汤合苏合香丸

二、张琪治疗慢性肾衰竭的复法合方思路

张琪教授认为湿热、水湿、瘀血是慢性肾衰竭的主要病理产物。慢性肾病常虚中夹实，实中夹虚，虚实互见，寒热错杂。基于慢性肾衰竭的病理特点，强调脾肾气虚在疾病演变过程中的重要性，同时也重视邪气留滞对病程的影响。

因为肾衰竭病情多变，常常表现出虚实夹杂、寒热错杂、兼夹证多等特点。在治疗上应分期论治，以扶正祛邪为主。辨证时应辨明虚实之轻重、寒热之甚微、同时兼顾湿、瘀、毒等兼证。在治疗中，使用单方治疗效果往往不尽如人意。张琪教授根据主要证候，在主方的基础上，结合临床症状加入相应药队，或者同时数方并用。确定处方基本大方向后，以主方为基础，辨证增加相应的辅助治疗方药，以联合增效，同时反佐监制其毒副反应。此类用法也就是复合立法，复法合方能"多维融贯，以法制方"，解决病机的兼夹复合情况。

《医宗必读》云"肾为先天之本，脾为后天之本"，慢性肾衰竭病位在肾，早期治疗健脾补肾是关键。中期脾肾两虚，湿浊瘀阻者居多，临床应重视补泻兼施。晚期治疗重在泄浊解毒，顾护胃气。慢性肾衰竭病因病机较复杂，为牵连多脏器的慢性病。张琪教授治疗慢性肾衰竭常用保元降浊八法。

1. 芳香醒脾，利湿化浊法

湿邪中阻，脾阳不振的慢性肾衰竭患者，临床上见恶心呕吐，胃脘胀满，口气秽臭，头昏身重，倦怠乏力，烦闷，舌苔白腻，脉缓等一系列消化道症状。此乃脾为湿困证候。必须化湿醒脾以解除脾困。方用平胃化湿汤。

平胃化湿汤即在温胆汤的基础上加草果仁、砂仁、生姜、苍术燥湿温脾，辛化痰浊，醒脾除湿；藿香、紫苏、厚朴芳化湿邪，消除痞满；复用芦根、竹茹以降逆止呕，共奏散湿除满，降逆止呕之效。药物组成：草果仁15g，苍术15g，半夏15g，厚朴10g，紫苏15g，砂仁15g，陈皮15g，甘草5g，芦根15g，竹茹15g，生姜15g，茯苓15g。

2. 苦寒泻热，化湿降浊法

湿邪蕴结日久化热或体内脾胃素热，与湿邪相互蕴结则脾胃运化受阻，形成湿浊化热阻于中焦。临床多见呕恶，脘腹胀满，不欲饮食，口气秽臭有氨味，大便秘结或不爽，或兼肢体虚肿，舌苔厚腻稍黄、少津，脉弦滑等。此时须化湿浊与苦寒泻热合用。方用化浊饮。

化浊饮用醋炙大黄、黄连、黄芩苦寒泻热。砂仁、藿香、草果仁、苍术等芳香辛开祛除湿邪。两类药熔于一炉相互调济既不致苦寒伤胃，又无辛燥之弊。口臭、舌苔厚腻应重用茵陈、黄芩、黄连、大黄。芩连合用除心下痞满有利于脾胃之运化，但如湿邪偏重则重用化湿浊之草果仁、半夏、苍术、藿香等。草果仁亦为本方要药，在辛开药中当属首选药物。药物组成：醋炙大黄10g，黄芩10g，黄连10g，草果仁15g，藿香15g，苍术10g，紫苏10g，陈皮10g，半夏15g，干姜15g，茵陈15g，砂仁15g。

3. 活血化瘀，清热解毒法

湿热毒邪入侵血分，血络瘀阻为主，症见头痛，少寐，五心烦热，搅闹不宁，恶心呕吐，舌紫少苔或舌有瘀斑，舌下静脉紫暗，面色青晦不泽，脉弦或弦数等。治宜清热解毒活血化瘀。方用加味活血解毒汤。

加味活血解毒汤以桃仁、红花、赤芍、生地黄活血散瘀凉血清热；慢性肾衰竭的高凝还必须用大黄、丹参、葛根。葛根黄酮不仅活血扩张血管，还有解毒作用。大量病理实验证明毛细血管内皮细胞增生、血小板聚集、纤维蛋白渗出，最后新月体形成均与瘀血有关。使用活血药确能改善肾实质内的瘀滞，延缓病情发展，改善血液供应，抑制间质纤维化，延缓肾衰竭进展，甚至可以中止肾脏病变。药物组成：连翘20g，桃仁15g，红花15g，当归15g，枳壳15g，葛根20g，赤芍15g，生地黄20g，牡丹皮15g，丹参20g，柴胡20g，甘草15g，远志15g，大黄10g。

4. 清热利湿，分消除满法

脾胃不和，湿热中阻，清浊混淆，水气内停。临床见浮肿胀满，小便少，五心烦热，恶心呕吐，口干，口有氨味，舌红苔腻，舌体胖大，脉弦滑。方用中满分消饮。

中满分消饮中黄连、黄芩苦寒清热除痞；干姜、砂仁温脾胃助运化除湿；白术、人参、甘草、茯苓益气健脾；厚朴、枳壳、姜黄开郁理气散满；半夏、陈皮和胃降逆；猪苓、泽泻、茯苓利水；知母清肺以利水之上源。药物组成：白术15g，人参15g，炙甘草10g，猪苓15g，姜黄15g，茯苓15g，干姜10g，砂仁15g，泽泻15g，陈皮15g，知母15g，黄芩10g，黄连10g，半夏15g，枳壳15g，厚朴15g。

5. 养阴清热，利湿和胃法

本病病机为脾之运化失常，一般不宜用甘寒药，防其有碍脾之运化，然脾阴亏耗，不能为胃行其津液，亦可使运化受阻，有一部分患者出现脾胃阴亏，湿热不得运行之证。临床表现为口干舌光不欲饮，恶心厌食，饮不欲食，胃脘灼热隐痛，嘈杂，五心烦热，脉细数，口臭有氨味，鼻衄或齿衄。方用加味甘露饮。

加味甘露饮中二地、石斛、二冬滋养脾胃之阴；阴亏又由热耗，用黄芩、茵陈清热，所谓清热存阴；以瞿麦、萹蓄清利下焦湿热，利尿通淋。枇杷叶降逆气，枳壳行气和胃，芦根、天花粉润肺生津；麦芽、佛手开胃醒脾；与甘寒药合用防其滋腻，有助脾之运化。药物组成：生地黄 15g，熟地黄 15g，茵陈 15g，黄芩 10g，枳壳 15g，枇杷叶 15g，石斛 15g，天冬 15g，麦冬 15g，沙参 15g，天花粉 15g，芦根 20g，瞿麦 20g，萹蓄 20g，麦芽 20g，佛手 10g。

6. 益气补血，调理脾胃法

慢性肾衰竭通过活血泄浊等法治疗，一般可见肌酐、尿素氮有所下降，病情获得初步缓解，随之则应从本图治。慢性肾衰竭病机主要因素之一为脾胃虚弱，水谷精微不能正常运化，气血化生乏源而呈现贫血乏力等一系列脾胃虚弱诸症。脾胃功能之强弱与本病预后关系极为密切，因此补脾胃以益气血生化之源在治疗本病中占有十分重要的位置。张琪教授治疗此类型患者常用六君子汤加当归、白芍，名为归芍六君汤。

慢性肾衰竭虽属脾胃虚弱，部分患者为脾胃阳虚者亦可用六君子汤。但临床观察属脾胃阴阳俱伤者较多，发病日久多阳损及阴。此时用温补刚燥之药重伤其阴，往往格拒不受，出现诸如五心烦热、头痛、咽干、鼻衄、齿衄等症。此时若用甘寒益阴之品则阴柔滋腻，有碍阳气之布化，影响脾之运化功能，腹胀满、便溏、呕逆诸症加重，因此刚柔之药皆不可用。唯气味中和之六君子汤补益脾胃，滋助化源，益气血最为适宜。药物组成：人参 15g，白术 20g，茯苓 15g，甘草 10g，半夏 15g，陈皮 10g，白芍 15g，当归 15g。

7. 气血并治，脾肾双补法

张琪教授指出脾与肾的关系甚为密切。是先天与后天相互滋生、相互促进的关系。脾肾必须保持协调。"肾如薪火，脾如鼎釜"，故脾的运化功能，必得肾阳的温煦蒸化才能化生气血精微，而肾精必须依赖脾的运化精微滋养，才能不致匮绝，如此各自维持着正常生理功能，保证机体充满生机和活力。常用方剂为脾肾双补方。

脾肾双补方中参、芪、术、山药健脾益气；何首乌、淫羊藿、仙茅、菟丝子温补肾阳而不燥；枸杞子、山茱萸、熟地黄、五味子、女贞子滋助肾阴，与参术合用既不妨碍脾之运化功能，且与温补肾阳相伍，使阴阳调济以助肾气，从而恢复肾之功能，助化源益气补血，并以当归、丹参活血化瘀，使补血而不呆滞。药物组成：黄芪 30g，党参 20g，白术 20g，当归 20g，何首乌 20g，五味子 15g，熟地黄 20g，菟丝子 20g，女贞子 20g，山茱萸 20g，淫羊藿 15g，仙茅 15g，枸杞子 20g，丹参 15g，山楂 15g，益母草 30g，山药 20g。

8. 健脾补肾，活血泄浊法

慢性肾衰竭到后期往往以脾肾两虚，阴阳俱伤，湿毒贮留，虚实夹杂出现者居多。临床呈现面色㿠白，头眩，倦怠乏力，气短懒言，唇淡舌淡，腰膝酸软，腹胀呕恶，口中秽味，舌淡紫苔厚，脉沉滑或沉缓等。治应补泻兼施，正邪兼顾，必以补脾肾、泄湿浊、解毒活血，补与泻熔于一炉，扶正不留邪，祛邪不伤正。方用补脾肾泄浊汤。

补脾肾泄浊汤以益气健脾补肾之品（补脾以四君子汤为基础，补肾则用熟地黄、菟丝子、淫羊藿阴阳并补）与大黄、黄连、草果仁泻热化浊；桃仁、红花、丹参、赤芍活血之品共融一方；添半夏以燥脾土，降逆止呕。扶正祛邪，消补兼施。补得消则补而不滞，消得补则泄浊作用益彰。临床屡用此方取效明显。一则可以转危为安，二则可以明显延缓病势进展，氮质血症期大多可以缓解。药物组成：人参15g，白术15g，茯苓15g，菟丝子20g，熟地黄20g，淫羊藿15g，黄连10g，大黄7g，草果仁10g，半夏15g，桃仁15g，红花15g，丹参20g，赤芍15g，甘草15g。

三、张琪治疗慢性肾衰竭的"军团化"药组

张琪教授治疗慢性肾衰竭基于脏腑辨证，常用的方剂或经方或时方，根据病情加以化裁。如针对糖尿病肾病导致的慢性肾衰竭，考虑存在血液流变学异常和微循环障碍，常常使用活血化瘀药物：桃仁、红花、丹参、川芎等。兼夹热毒炽盛，则加入清热解毒的药组：白花蛇舌草、大青叶、虎杖、败酱草、积雪草。如湿困中焦，则加入芳香化湿的药组：砂仁、藿香、草果仁、苍术。若呕吐甚者加半夏、陈皮、竹茹、砂仁、紫苏叶。皮肤瘙痒，则加白鲜皮、蝉蜕、荆芥。便秘者，加通腑泄浊药组：大黄、郁李仁、麻仁。

四、医案赏析

（一）张琪医案

益气养阴、清热解毒利湿法治疗慢性肾衰竭

冉某，女，51岁。

主诉：倦怠、乏力6年。

现病史：既往患慢性肾盂肾炎多年。6年前出现倦怠、乏力，逐渐加重，4月初于哈医大一院诊治（具体化验不详），诊断为慢性肾衰竭，给予对症治疗，症状无好转而来求诊。

实验室检查：尿常规：蛋白（＋＋）；血常规：白细胞 $14.8×10^9$/L，红细胞 $1.95×10^{12}$/L，血红蛋白69g/L；肾功能：肌酐696μmol/L，尿素氮20.3mmol/L，二氧化碳结合力19mmol/L，尿酸326μmol/L。

症见：症见乏力，心悸，气短，易惊，胃脘灼热，食纳差，舌紫，苔白厚，脉沉细。

中医诊断：虚劳（脾肾两虚浊毒内蕴）。

西医诊断：慢性肾盂肾炎，慢性肾衰竭。

治法：益气健脾补肾，养血活血，解毒泄浊。

方药：参芪地黄汤、黄芪建中汤合归芍六君汤加味。

处方：黄芪40g，党参20g，熟地黄20g，山茱萸20g，山药20g，茯苓20g，牡丹皮15g，泽泻15g，枸杞子20g，菟丝子20g，肉苁蓉15g，巴戟天15g，淫羊藿15g，何首乌20g，当归20g，白芍20g，桂枝15g，川芎15g，玉竹15g，砂仁15g，麦芽30g，神曲15g，山楂15g，大黄10g，黄连10g，石斛20g，陈皮15g，甘草15g，生姜15g，大枣5个。

按：张琪教授认为，本例病程日久脾肾两虚，脾虚运化失司，水湿内停，肾虚气化不利，

浊不得泄，升清降浊之功能紊乱，湿浊内蕴，日久必化为浊毒，湿浊毒邪内蕴日久致血络瘀阻为患。参芪地黄汤脾肾双补，酌加枸杞子、玉竹、石斛滋补肾阴之品，菟丝子、巴戟天、肉苁蓉、淫羊藿温补肾阳而不燥，使阴阳调济以助肾气，使肾功能恢复。黄芪、白芍、桂枝、甘草、生姜、大枣为黄芪建中汤补气健脾养血；并加健脾理气消食开胃药组：砂仁、陈皮、麦芽、神曲、山楂，以助后天之本，使气血充足；何首乌、当归、白芍养血；大黄、黄连解毒泄浊。

（二）弟子医案

健脾补肾、清热活血、解毒降浊通便法治疗慢性肾衰竭

温某，男，52岁。

现病史：2014年4月因泌尿系结石于当地医院住院，住院期间查：血肌酐524μmol/L，考虑梗阻性肾病，分别于4月、7月行右、左肾经皮肾镜取石术（PCNL），术后复查肌酐528μmol/L。2014年12月患者因恶心呕吐于当地医院就诊，查血肌酐1324μmol/L，考虑再次梗阻，遂转入我院住院，经解除梗阻、血液透析、控制血压血糖等治疗后，症状好转出院，建议患者行规律血液透析，患者拒绝，并于2015年1月拔除颈管出院，当时复查血肌酐524μmol/L，出院后门诊随诊。

症见：倦怠乏力，纳呆腹胀，腰膝酸软，下肢水肿，便秘，舌暗，苔黄腻，脉滑。

中医辨证：脾肾气虚，湿浊热毒瘀阻。

西医诊断：慢性肾衰竭晚期（CKD 5期）。

治法：健脾补肾，清热活血，解毒降浊通便。

方药：脾肾双补汤合解毒活血汤。

处方：党参15g，熟地黄20g，白术15g，茯苓15g，菟丝子15g，桃仁15g，红花15g，大黄10g，大黄炭20g，草果仁15g，麦芽30g，陈皮5g，砂仁15g（后下），积雪草15g，甘草5g。

按：慢性肾衰竭晚期的治疗重在泄浊解毒，并要注意顾护胃气。此案患者倦怠乏力、纳呆为脾虚之象；腰膝酸软为肾虚之象；脾虚气机运化无力，肾虚蒸化失司，加之湿热侵入，蓄积下焦故见下肢水肿；湿热熏蒸导致大便干结，故见便秘；舌暗为瘀血内停之象。所以，本病患者病位在脾肾，脾肾阳虚为本，湿热瘀阻为标，虚实夹杂。方中用党参、白术、茯苓、甘草取四君子汤益气健脾之意，并加麦芽、陈皮、砂仁以健脾消食、理气和胃。助气血生化之源；加菟丝子、熟地黄等成张老脾肾双补汤补肾益精养血；大黄合草果仁、积雪草以成化浊汤清热解毒化浊；加桃仁、红花、大黄炭成解毒活血汤凉血活血化瘀。诸药合用以达到健脾补肾，清热活血，解毒降浊通便的功效。

（林悦芹　林启展）